Ältere Menschen mit Sehbeeinträchtigungen

Ältere Menschen mit Sehbeeinträchtigungen
Jennifer Kaldenberg, Stacy Smallfield

Programmbereich Gesundheitsberufe

Wissenschaftlicher Beirat Programmbereich Gesundheitsberufe
Sophie Karoline Brandt, Bern; Heidi Höppner, Berlin; Christiane Mentrup, Zürich; Sascha Sommer, Bochum; Birgit Stubner, Erlangen-Nürnberg; Markus Wirz, Zürich; Ursula Walkenhorst, Osnabrück

Jennifer Kaldenberg
Stacy Smallfield

Ältere Menschen mit Sehbeeinträchtigungen

Leitlinien der Ergotherapie Band 10

Deutschsprachige Ausgabe herausgegeben von Mieke le Granse

Aus dem Amerikanischen von Barbara Dehnhardt und Uta Roentgen

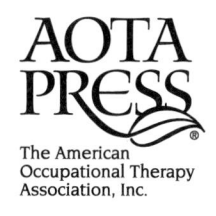

AOTA PRESS
The American Occupational Therapy Association, Inc.

Mit freundlicher Unterstützung von ergotherapie austria

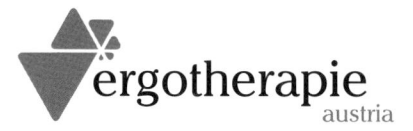

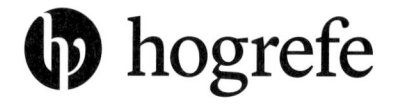

ergotherapie austria

hogrefe

Jennifer Kaldenberg, MSA, OTR/L, SCLV, FAOTA, *Assistant Professor & Academic Fieldwork Coordinator, Boston University, Boston, Adjunct Assistant Professor of Vision Rehabilitation, New England College of Optometry, Boston*

Stacy Smallfeld, DrOT, OTR/L, *Associate Professor, Department of Occupational Therapy, University of South Dakota, Vermillion*

The American Occupational Therapy Association, Inc.
4720 Montgomery Lane
Bethesda, MD 20814
301-652-AOTA (2682)
TDD: 800-377-8555
Fax: 301-652-7711
http://www.aota.org

Wichtiger Hinweis: Der Verlag hat gemeinsam mit den Autoren bzw. den Herausgebern große Mühe darauf verwandt, dass alle in diesem Buch enthaltenen Informationen (Programme, Verfahren, Mengen, Dosierungen, Applikationen, Internetlinks etc.) entsprechend dem Wissensstand bei Fertigstellung des Werkes abgedruckt oder in digitaler Form wiedergegeben wurden. Trotz sorgfältiger Manuskriptherstellung und Korrektur des Satzes und der digitalen Produkte können Fehler nicht ganz ausgeschlossen werden. Autoren bzw. Herausgeber und Verlag übernehmen infolgedessen keine Verantwortung und keine daraus folgende oder sonstige Haftung, die auf irgendeine Art aus der Benutzung der in dem Werk enthaltenen Informationen oder Teilen davon entsteht. Geschützte Warennamen (Warenzeichen) werden nicht besonders kenntlich gemacht. Aus dem Fehlen eines solchen Hinweises kann also nicht geschlossen werden, dass es sich um einen freien Warennamen handelt.

> **Bibliografische Information der Deutschen Nationalbibliothek**
> Die Deutsche Nationalbibliothek verzeichnet diese Publikation in der Deutschen Nationalbibliografie; detaillierte bibliografische Daten sind im Internet über http://www.dnb.de abrufbar.

Dieses Werk einschließlich aller seiner Teile ist urheberrechtlich geschützt. Jede Verwertung außerhalb der engen Grenzen des Urheberrechtes ist ohne Zustimmung des Verlages unzulässig und strafbar. Das gilt insbesondere für Kopien und Vervielfältigungen zu Lehr- und Unterrichtszwecken, Übersetzungen, Mikroverfilmungen sowie die Einspeicherung und Verarbeitung in elektronischen Systemen.

Anregungen und Zuschriften bitte an:
Hogrefe AG
Lektorat Gesundheitsberufe
z.Hd.: Barbara Müller
Länggass-Strasse 76
3012 Bern
Schweiz
Tel: +41 31 300 45 00
E-Mail: verlag@hogrefe.ch
Internet: http://www.hogrefe.ch

Lektorat: Barbara Müller, Diana Goldschmid
Bearbeitung: Mieke le Granse, Barbara Müller
Herstellung: Daniel Berger
Umschlagabbildung: © kernel, fotolia.com
Umschlag: Claude Borer, Riehen
Satz: Claudia Wild, Konstanz
Druck und buchbinderische Verarbeitung: AZ Druck und Datentechnik GmbH, Kempten
Printed in Germany

Dieses Buch ist eine Übersetzung aus dem Amerikanischen. Der Originaltitel lautet: Kaldenberg, J., Smallfield, S. (2013). *Occupational Therapy Practice Guidelines for Older Adults With Low Vision.* Bethesda, MD: AOTA Press.

© 2013 by the American Occupational Therapy Association, Inc.
ISBN-13: 978-1-56900-456-2 (ebook)

1. Auflage 2019
© 2019 Hogrefe Verlag, Bern

(E-Book-ISBN_PDF 978-3-456-95781-4)
ISBN 978-3-456-85781-7
http://doi.org/10.1024/85781-000

Inhaltsverzeichnis

Danksagung		7
Geleitwort		9
1	**Einführung**	13
1.1	Zweck und Verwendung dieser Veröffentlichung	13
1.2	Gegenstandsbereich und Prozess der Ergotherapie	14
1.2.1	Gegenstandsbereich	14
1.2.2	Prozess	16
2	**Überblick zu Sehbeeinträchtigung**	17
2.1	Definition und Epidemiologie	17
2.2	Das alternde Auge	18
2.2.1	Altersbedingte Augenerkrankungen	18
3	**Ergotherapeutischer Prozess bei älteren Menschen mit Sehbeeinträchtigung**	21
3.1	Screening	21
3.2	Verordnung	21
3.3	Evaluation	23
3.3.1	Betätigungsprofil	26
3.3.2	Betätigungsanalyse	26
3.3.3	Betätigungsbereiche	27
3.3.4	Performanzfertigkeiten	29
3.3.5	Klientenfaktoren	30
3.3.6	Performanzmuster	31
3.3.7	Kontext und Umwelt	31
3.3.8	Aktivitätsanforderungen	33
3.3.9	Überlegungen zum Assessment	34
3.4	Intervention	35
3.4.1	Interventionsplan	35
4	**Best Practice und Zusammenfassungen der Evidenz**	37
4.1	Implementierung der Intervention	37
4.1.1	Training visueller Fertigkeiten	38
4.1.2	Vergrößerung	39
4.1.3	Sensorische Ersatzstrategien	42
4.1.4	Ordnungsstrategien	42
4.1.5	Anpassungen der Umwelt	43
4.1.6	Nicht-optische Strategien	44

4.1.7	Autofahren und kommunale Mobilität	45
4.1.8	Problemlösen und Selbstmanagement	47
4.1.9	Fürsprache (advocacy)	48
4.1.10	Multidisziplinäre und mehrteilige Interventionen	48
4.2	Überprüfung der Intervention	53
4.3	Ergebnis und Ergebniskontrolle	53
4.4	Abschluss, Entlassungsplanung und Nachsorge	55

5	**Schlussfolgerungen für Praxis, Ausbildung und Forschung**	57
5.1	Schlussfolgerung für die Praxis	57
5.2	Schlussfolgerung für die Ausbildung	58
5.3	Schlussfolgerung für die Forschung	59

6	**Anhänge**	63
A	Vorbereitung und Qualifikationen von Ergotherapeuten und Ergotherapie-Assistenten	63
B	Selected *Current Procedural Terminology*™ (CPT) Codes for Occupational Therapy Evaluations and Interventions for Older Adults With Low Vision	65
C	Evidenzbasierte Praxis	68
D	Übersicht zur Evidenz	72

Literatur	101
Sachwortverzeichnis	111
Glossar	117
Herausgeberin und Übersetzerinnen	125

Danksagung

The series editor for this Practice Guideline is

Deborah Lieberman, MHSA, OTR/L, FAOTA
Director, Evidence-Based Practice
Staff Liaison to the Commission on Practice
American Occupational Therapy Association
Bethesda, MD

The issue editor for this Practice Guideline is

Marian Arbesman, PhD, OTR/L
President, ArbesIdeas, Inc.
Consultant, AOTA Evidence-Based Practice Project
Clinical Assistant Professor, Department of Rehabilitation Science
State University of New York at Buffalo

The authors acknowledge the following individuals for their contributions to the evidence-based literature review:

Sue Berger, PhD, OTR/L, BCG, FAOTA Melodie
Brost, MS, OTR
Vanessa Horton, MS, OTR
Michael D. Justiss, PhD, OTR
Sarah Kenyon, MS, OTR
Chiung-ju Liu, PhD, OTR
Jessica McAteer, MS, OTR/L
Kristen Mears, MS, OTR
Ashley Myers, MS, OTR/L
Kari Clem, MS, OTR/L
Kara Schreier, MS, OTR/L

Jeff Butler, Chelsea Listenfelt, Nick Rush, and Julie Stover, who were graduate students at Indiana University at the time of this work.

The authors acknowledge and thank the following individuals for their participation in the content review and development of this publication:

Beth Barstow, PhD, OTR/L, SCLV
Sue Berger, PhD, OTR/L, BCG, FAOTA
Chiung-ju Liu, PhD, OTR
Julie Ann Nastasi, OTD, OTR/L, SCLV
Monica S. Perlmutter, OTD, OTR/L, SCLV
Jennifer Bogenrief, JD
V. Judith Thomas, MGA
Madalene Palmer

The authors thank the following individuals for their contribution:

Gina Bargioni, MS, OTR/L
Shannon Chovan, MS, OTR/L
Lizbeth Metzger, MS, OTR/L
Jill Palladino, MS, OTR/L

Note. The authors of this Practice Guideline have signed a Conflict of Interest statement indicating that they have no conflicts that would bear on this work.

Geleitwort

Mieke le Granse

Vor ihnen liegt eine der Praxisrichtlinie aus der Reihe *The AOTA Practice Guidelines Series* des amerikanischen Berufsverbandes der Ergotherapie, der AOTA. Diese Reihe von Praxisrichtlinien wurde entwickelt als eine Antwort auf die Veränderungen der Gesellschaft, des Gesundheitswesens und damit natürlich auch der Ergotherapie.

Durch diese Entwicklung von Praxisrichtlinien erhofft man sich, die Qualität der ergotherapeutischen evidenzbasierten Angebote zu verbessern, die Zufriedenheit der Klienten zu erweitern, den Gewinn und Nutzen der Inhalte der Praxisrichtlinien zu unterstützen und durch effektive und effiziente ergotherapeutische Angebote die Kosten im Gesundheitswesen zu reduzieren.

Viele amerikanische Experten aus der ergotherapeutischen Praxis, Lehre und Forschung haben diese AOTA-Praxisrichtlinien entwickelt, um so eine hohe Qualität zu gewährleisten und fortlaufend die Praxisrichtlinien zu aktualisieren oder neue zu entwickeln und herauszugeben. Sie bieten einen Überblick über den ergotherapeutischen Prozess und den dazugehörenden möglichen Interventionen bei einer Anzahl von Krankheitsbilder und beruhen alle auf der Perspektive von Evidence based Practice.

Ziel der AOTA ist, durch das Entwickeln von Praxisrichtlinien, die Ergotherapeutinnen zu unterstützen, ihre Angebote zu verbessern und Entscheidungen zu erleichtern, sodass die ergotherapeutischen Angebote sich optimal dem Bedarf der Klienten und der Angehörigen der Berufsgruppe anpassen und für sie zugänglich sind. Daneben entspricht es der Intention der AOTA, nicht nur die Ergotherapeutinnen, sondern auch den Klienten, Studenten, Dozenten, Forscher, andere professionelle Berufsgruppen und Dienstleister wie Krankenkassen optimal begreifbar und verstehbar zu machen, was Ergotherapie zu bieten hat.

Und Ergotherapie hat viel zu bieten, sie ist die Expertin für das tägliche Handeln! Und damit wird sie immer mehr ein wichtiger Team Player im Gesundheitswesen. Ergotherapeutinnen sind überall präsent, zeigen ihre Bedeutung und ihren Einfluss im interprofessionellen Team als Generalisten und Spezialisten. Die Ergotherapeutinnen, die wissenschaftlich arbeiten, werden immer mehr herausgefordert, Nachweise zu liefern für eine betätigungsorientierte Ergotherapie. Mit Hilfe der vielen wissenschaftlichen Nachweise sind Ergotherapeutinnen in der Lage, den Wert der von ihnen angebotenen Dienstleistungen zu rechtfertigen und ihre Qualität zu zeigen.

Für die Praxis bedeutet die Entwicklung und die Verwendung der Praxisrichtlinien, dass es immer mehr signifikante Evidenz gibt für die zahlreichen Interventionen innerhalb des ergotherapeutischen Prozesses, welche die Betätigungsperformanz des Klienten effektiv verbessern. Dies bedeutet auch, dass Ergotherapeutinnen sach- und fachkundig sein müssen auf dem Gebiet der evidenzbasierten Forschungsergebnisse: Sie müssen sie verstehen und ethisch und angemessen anwenden können, um die Ergotherapie mit den besten Praxisansätzen durchführen zu können.

Diese Entwicklungen haben Auswirkungen auf die ergotherapeutische Ausbildung: die Dozenten sollten ihre Auszubildenden und Studierenden die aktuellsten evidenzbasierten Praktiken lehren, damit sichergestellt wird, dass sie gut vorbereitet werden auf eine evidenzbasierte Praxis. Durch den Einsatz von wissenschaftlicher Literatur in der Lehre kann man nicht nur den Wert der ergotherapeutischen Angebote legitimieren und argumentieren, sondern die Auszubildenden und Studierenden lernen, wie sie die Ergebnisse aus der wissenschaftliche Literatur in der Praxis anwenden können.

Da diese Praxisrichtlinien so wichtig sind für die Weiterentwicklung der Ergotherapie, hat sich der Hogrefe Verlag entschieden, diese Praxisrichtlinien übersetzen zu lassen durch Ergotherapie-Experten aus der Praxis, Lehre und Forschung aus Deutschland, Österreich und der Schweiz, und sie zu publizieren, damit auch die deutschsprachigen Ergotherapeutinnen profitieren können von dem schon erforschten Wissen der amerikanischen Kolleginnen.

So publiziert der Hogrefe Verlag seit Herbst 2017 für die deutschsprachigen Länder alle Praxisrichtlinien der AOTA. Zeitgleich erschien im Januar 2018 die erste deutsche Übersetzung des OTPF (*Occupational Therapy Practice Framework: Domain and Process*, 3rd Edition)[1] inklusive vieler Praxisbeispiele aus den Settings und Bereichen der Ergotherapie.

Das *Framework der AOTA* (OTPF) dient als wichtige Basis für alle Praxisrichtlinien. Es beschreibt das zentrale Konzept der Ergotherapie-Praxis (die Betätigungsperformanz) und die positive Beziehung zwischen Handeln, Gesundheit und Wohlbefinden. Das OTPF gibt einen Einblick über den Anteil der Ergotherapeutinnen, um gemeinsam mit ihren Klienten die Gesundheit zu verbessern, die Partizipation und soziale Teilhabe von Menschen zu erhöhen und Organisationen und Populationen durch Engagement in das tägliche Handeln zu ermutigen. Diese dritte Ausgabe des OTPFs baut auf der ersten und zweiten Ausgabe aus und begründet sich auf den *Uniform Terminology for Occupational Therapists* (AOTA, 1994) und der *International Classification of Functioning, Disability and Health* (ICF; WHO, 2001).

Folgende Praxisrichtlinien sind bereits erschienen:
- Menschen mit einer Autismus-Spektrum-Störung
- Menschen mit Schlaganfall
- Wohnraumanpassung
- Menschen mit schweren psychischen Erkrankungen
- Menschen mit neurodegenerativen Erkrankungen
- Aktives Altern zuhause
- Menschen mit Alzheimer-Erkrankung
- Menschen mit arbeitsbedingten Verletzungen und Erkrankungen

Folgende Praxisrichtlinien sind geplant:
- Menschen mit Schädel-Hirn-Trauma
- Frühe Kindheit
- Psychische Gesundheit von Kindern und Jugendlichen
- Autofahren und kommunale Mobilität für ältere Menschen
- Sensorische Integration bei Kindern und Jugendlichen
- Rehabilitation bei Krebserkrankungen
- Musculoskeletale Erkrankungen
- Arthritis

Die Praxisrichtlinien sind so aufgebaut, dass sie mit einer Einführung beginnen, in der Ziel und Zweck der Praxisrichtlinien beschrieben wird und einer Kurzversion vom Gegenstandsbereich und Prozess der Ergotherapie. Danach folgt eine Darstellung des spezifischen Krankheitsbildes bzw. Krankheitsbilder, gefolgt von der Darstellung von und der Auseinandersetzung mit dem ergotherapeutischen Prozess (von Überweisung bis zu Evaluation, Intervention und Ergebnis). Ein weiterer Textteil umfasst die Best Practices und Zusammenfassungen der Evidenz und die Implikationen der Evidenz für die ergotherapeutische Praxis, Ausbildung und Forschung. Jede Praxisrichtlinie hat verschiedene Anhänge, unter anderen eine sehr ausführliche Evidenztabelle, mit vielen Beispiele von überwiegend Forschungsartikeln (meist mit einem Evidenzlevel von I, II oder III), welche die auf Handeln und Partizipation basierte ergotherapeutische Interventionen in Bezug zu dem betreffenden Krankheitsbild darstellen.

Da die Praxisrichtlinien übersetzt werden aus den Situationen der amerikanischen Ergotherapie, bedeutet dies, dass der Leser auch Inhalten beggnen wird, die vielleicht anders sind als man im eigenen Umgang gewohnt ist. Einerseits bereichert dies natürlich das eigene Vorgehen um neue Perspektiven, aber erfordert auch vom Leser den Transfer von den Praxisrichtlinien zur eigenen Tätigkeit. Wo es notwendig erscheint, unterstützen Fußnoten der Übersetzerinnen, der Herausgeberin und des Lektorats diesen Transferprozess, um den Unterschied aufzuzeigen zwischen der amerikanischen Praxis und der ergotherapeutischen Praxis in den deutschsprachigen Ländern. Beispielsweise wird in den USA unterschieden zwischen den ausführenden Aktivitäten von Ergotherapeutinnen und Ergotherapie Assistentinnen. Auch gibt es viele Unterschiede in den gesetzlichen Vorgaben und den Institutionen. Auch die verwendete

---

1 Marotzki, Ulrike; Reichel, Kathrin (2018). Das Framework der AOTA. Gegenstandbereich, Prozesse und Kontexte in der ergotherapeutischen Praxis.

Terminologie ist in der Übersetzung verschieden. So ist jeder Praxisleitlinie ein Glossar angehängt mit den wichtigsten Begriffen aus der Terminologie des OTPF.

Die Praxisrichtlinien sind in der weiblichen Form geschrieben, wenn sie die Person im Singular ansprechen, da die Mehrheit der Ergotherapeutinnen Frauen sind, bei der Beschreibung der Klienten wechselt die Anrede. Selbstverständlich ist in jedem Fall das jeweilig andere Geschlecht miteinbezogen und gleichermaßen benannt.

Ein ganz großes Dankeschön geht an die Kolleginnen der Ergotherapie, die die unterschiedlichen Praxisrichtlinien übersetzt haben und ihre Zeit, Engagement und Expertise eingebracht und geschenkt haben, um den Beruf weiterzuentwickeln und ihren Kollegen das umfassende Material und Wissen der Praxisleitlinien in ihrer eigenen Sprache zur Verfügung zu stellen. Ein weiteres großes Dankeschön gilt den Kolleginnen von Hogrefe Verlag, Barbara Müller und Diana Goldschmid, die mit großem Einsatz unermüdlich dafür gesorgt haben, dass diese wichtige und höchst interessante Reihe an Praxisrichtlinien publiziert werden.

Wir wünschen allen Lesern viel Inspiration beim Lesen der Praxisrichtlinien und sind offen für Feedback, Verbesserungsvorschläge und Tipps.

„Wissen schafft Nutzen – wenn es erschlossen, in eine anwendbare Form gebracht und verbreitet wird. Erst dann ermöglicht es einen konstruktiven Austausch, der wiederum neues Wissen hervorbringt" (Vision Hogrefe Verlag).

Ihre Herausgeberin
Mieke le Granse

1 Einführung

1.1 Zweck und Verwendung dieser Veröffentlichung

Praxisleitlinien sind vielfach als Antwort auf die Gesundheitsreformbewegung in den Vereinigten Staaten entwickelt worden. Solche Leitlinien können ein nützliches Instrument sein, um die Qualität der Gesundheitsversorgung zu verbessern, die Zufriedenheit der Verbraucher zu steigern, den angemessenen Einsatz der Dienstleistungen zu fördern und die Kosten zu reduzieren. Der Amerikanische Ergotherapieverband (American Occupational Therapy Association, AOTA) der nahezu 150 000 Ergotherapeuten, Ergotherapie-Assistenten (siehe **Anhang A**) und Ergotherapie-Studenten vertritt, möchte Informationen bereitstellen, um Entscheidungen zu unterstützen, die ein hochqualifiziertes System der Gesundheitsversorgung fördern, das für alle erschwinglich und zugänglich ist.

Aus evidenzbasierter Perspektive unter Einbeziehung der Schlüsselkonzepte aus der dritten Auflage des *Occupational Therapy Practice Framework: Domain und Process* (OTPF: AOTA, 2014)[2] bietet eine solche Leitlinie einen Überblick über den ergotherapeutischen Prozess zur Ergotherapie bei Klienten mit Sehbeeinträchtigungen. Sie definiert den ergotherapeutischen Gegenstandsbereich und Prozess und die Interventionen, die innerhalb der Grenzen akzeptabler Praxis vorgenommen werden. Diese Leitlinie behandelt nicht alle Methoden der Versorgung, die möglich sind; sie empfiehlt zwar einige spezifische Methoden der Versorgung, aber welche der möglichen Interventionen angemessen ist für die Gegebenheiten einer bestimmten Person oder Gruppe, für ihre Bedürfnisse und die verfügbare Evidenz, beurteilt letztendlich die Ergotherapeutin[3].

Mit dieser Publikation möchte der AOTA Ergotherapeuten und Ergotherapie-Assistenten und auch denjenigen, die die Kosten tragen oder die ergotherapeutischen Dienstleistungen regeln, helfen, den Beitrag der Ergotherapie zur Ergotherapie bei Klienten mit Sehbeeinträchtigungen darzulegen. Diese Leitlinie kann ebenfalls als Empfehlung für Leistungserbringer und Heimleiter aus dem Gesundheitsbereich, Gesetzgeber für Gesundheit und Ausbildung, Kostenträger und Pflegeorganisationen dienen. Informationen zu ausgewählten Diagnosen und Abrechnungsmodalitäten für Evaluation und Intervention finden sich in **Anhang B**.

Diese Publikation kann angewandt werden, um:
- Ergotherapeuten und Ergotherapie-Assistenten zu helfen, sich mit externen Institutionen über ihre Behandlung auszutauschen;
- Praktikern in anderen Gesundheitsberufen, Fallmanagern, Klienten, Familien und Angehörigen und Heimleitern aus dem Gesundheitsbereich bei der Entscheidung zu helfen, ob eine Überweisung zur Ergotherapie angemessen ist;
- Kostenträger bei der Entscheidung zu unterstützen, ob medizinische Notwendigkeit für Ergotherapie gegeben ist;
- Gesetzgebern, Kostenträgern, Bundes-, Landes- und lokalen Agenturen zu helfen, die Ausbildung und die Fertigkeiten von Ergotherapeuten und Ergotherapie-Assistenten zu verstehen;
- Planungsteams in Sozial- und Gesundheitsdiensten zu helfen, die Notwendigkeit von Ergotherapie festzustellen;

---

[2] Die vorliegende Guideline beruht noch auf der Version des OTPF von 2008 (AOTA). Das einführende Kapitel wurde aus dem Framework von 2014 übernommen.

[3] Personenbezeichnungen der Ergotherapie im Singular stehen in diesem Dokument in weiblicher Form, im Plural in der allgemeinen männlichen Form. Sie gelten selbstverständlich auch für das jeweilige andere Geschlecht.

- Entwicklern von Gesundheitsprogrammen, Verwaltungen, Gesetzgebern, Landes- und kommunalen Agenturen und Kostenträgern zu helfen, das Spektrum ergotherapeutischer Dienstleistungen zu verstehen;
- Forschern, Ergotherapeuten, Ergotherapie-Assistenten, Programmauswertern und -analysten in diesem Praxisbereich zu helfen, Ergebnismessinstrumente festzulegen, die die Effektivität von ergotherapeutischer Intervention analysieren;
- Bewertern von Planung, Ausbildung und Gesundheitsfinanzierung zu helfen, die Angemessenheit ergotherapeutischer Interventionen für Erwachsene mit Sehbeeinträchtigungen zu verstehen;
- Politikern, Gesetzgebern und Organisationen zu helfen, den Beitrag zu verstehen, den Ergotherapie zu Gesundheitsförderung, Programmentwicklung und Gesundheitsreform für Erwachsene mit Sehbeeinträchtigungen leisten kann und
- Ergotherapeutischem Lehrpersonal zu helfen, angemessene Curricula zu entwerfen, die die Rolle der Ergotherapie für Erwachsene mit Sehbeeinträchtigungen einbeziehen.
- Den Klienten der Ergotherapie zu helfen, die Tiefe und Breite des Wissens und der Dienstleistungen zu verstehen, die im Rahmen der Therapie von Klienten mit Sehbeeinträchtigungen zu erhalten sind.

Die Einführung dieser Leitlinien erläutert im Folgenden kurz den Gegenstandsbereich und den Prozess der Ergotherapie. Dann folgt eine detaillierte Beschreibung des ergotherapeutischen Prozesses bei Klienten mit Sehbeeinträchtigungen. Darin finden sich auch Zusammenfassungen von Ergebnissen systematischer Evidenzreviews aus wissenschaftlicher Literatur zu Interventionen nach der besten ergotherapeutischen Praxis bei Sehbeeinträchtigungen. Die Anhänge schließlich enthalten Tabellen zu Methoden (**Anhang C**) und Evidenz (**Anhang D**) für den Review.

1.2 Gegenstandsbereich und Prozess der Ergotherapie

Die Fachkompetenz von Ergotherapeuten[4] liegt in ihrem Wissen über Betätigung und wie das Betätigen genutzt werden kann, um zu Gesundheit und Teilhabe zuhause, in der Schule, am Arbeitsplatz und in der Gemeinde beizutragen. Die Delegiertenversammlung des AOTA nahm 2013 das *Occupational Therapy Practice Framework: Domain und Process* (3rd ed.; AOTA, 2014) an. Auf der Grundlage der ersten und zweiten Ausgabe des *Occupational Therapy Practice Framework: Domain und Process* (AOTA, 2002, 2008), der früheren *Uniform Terminology for Occupational Therapy* (AOTA, 1989, 1994) und der *International Classification of Functioning, Disability and Health* (ICF; WHO, 2001) der WHO legt das Framework den Gegenstandsbereich des Berufes und den darin enthaltenen Therapieprozess dar.

1.2.1 Gegenstandsbereich

Der Gegenstandsbereich eines Berufes gliedert dessen Wissensbereich, seinen gesellschaftlichen Beitrag und seine intellektuellen oder wissenschaftlichen Aktivitäten. Der Gegenstandsbereich der Ergotherapie richtet sich darauf, anderen zur Teilhabe an alltäglichen Aktivitäten zu verhelfen. Der übergeordnete Begriff, den der Beruf zur Beschreibung von alltäglichen Aktivitäten nutzt, ist *Betätigung*. Wie im *Framework* dargelegt, arbeiten Ergotherapeuten und Ergotherapie-Assistenten zusammen mit Personen, Organisationen und Populationen (Klienten), damit diese sich an Aktivitäten oder Betätigungen, die sie tun möchten oder tun müssen, so beteiligen können, dass Gesundheit und Partizipation unterstützt werden (siehe **Abb. 1-1**). Ergotherapeuten nutzen Betätigung sowohl als erwünschtes Ergebnis der Intervention, als auch als Methode für die Intervention selbst; Ergotherapeuten[5] sind erfahren darin, die subjektiven und die objektiven Aspekte von Performanz zu erfassen, und sie verstehen Betätigung aus dieser zweifachen, aber dennoch ganzheitlichen Sicht. Die übergeordnete Aufgabe, Gesundheit, Wohlbefinden und Teilhabe am Leben durch Beteiligung an Betätigung zu unterstützen, umreißt den Gegenstandsbereich des Berufes, und sie betont, wie wichtig der Einfluss von Umwelt- und Lebensbedingungen darauf ist, wie Menschen ihre Betätigungen ausführen. Schlüsselaspekte des ergotherapeutischen Gegenstandsbereiches werden in **Tabelle 1-1** definiert.

---

4 *Ergotherapeuten* sind für alle Aspekte der ergotherapeutischen Behandlung verantwortlich und zuständig für die Sicherheit und Effektivität des ergotherapeutischen Behandlungsprozesses. *Ergotherapie-Assistenten* behandeln ergotherapeutisch unter der Supervision von und in Partnerschaft mit einem Ergotherapeuten (AOTA, 2009).

5 Wenn hier der Begriff *Ergotherapeuten* gebraucht wird, sind sowohl Ergotherapeuten als auch Ergotherapie-Assistenten gemeint.

1.2 Gegenstandsbereich und Prozess der Ergotherapie

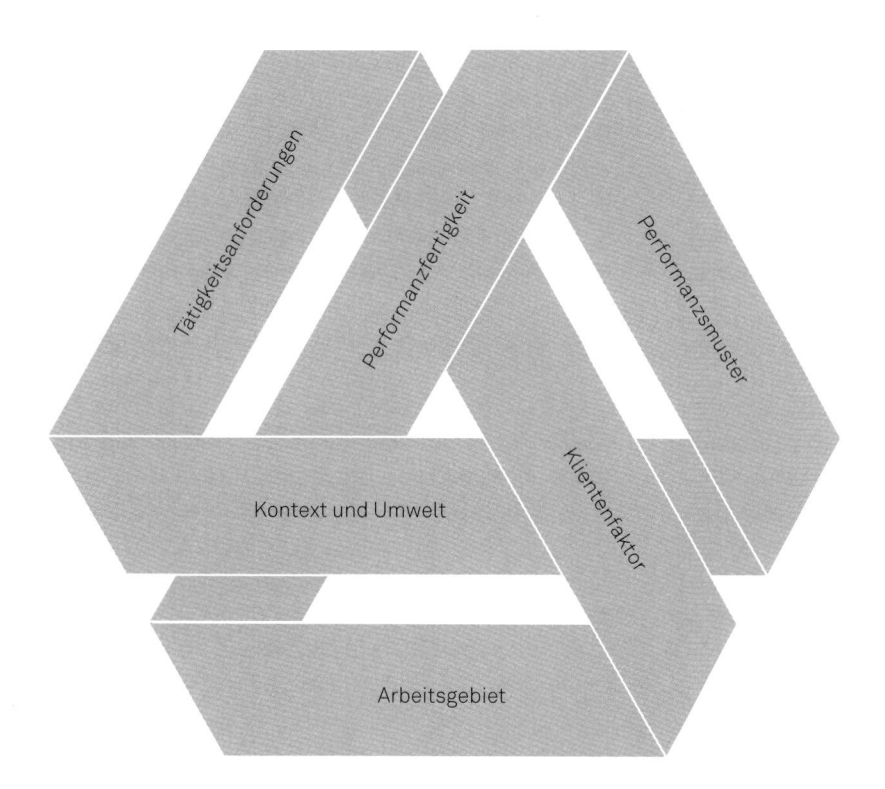

Abbildung 1-1: Ergotherapeutischer Gegenstandsbereich
Zur Beachtung. ADLs = Aktivitäten des täglichen Lebens. IADLs = Instrumentelle Aktivitäten des täglichen Lebens. Quelle: Occupational Therapy Practice Framework: Domain und Process (3rd ed. S. 55) des Amerikanischen Ergotherapieverbandes, 2014, American Journal of Occupational Therapy, 68 (Suppl. 1) S1-S48. Abdruck mit freundlicher Genehmigung.

Die Elemente der Abbildung: Tätigkeitsanforderungen, Performanzfertigkeit, Performanzsmuster, Kontext und Umwelt, Klientenfaktor, Arbeitsgebiet.

Tabelle 1-1: Aspekte des ergotherapeutischen Gegenstandsbereichs

Betätigung	Klientenfaktoren	Performanz-fertigkeiten	Performanz-muster	Kontext und Umwelt
Aktivitäten des täglichen Lebens (ADLs)*	Werte, Überzeugungen und Spiritualität	Motorische Fertigkeiten	Gewohnheiten	Kulturell
Instrumentelle Aktivitäten des täglichen Lebens (IADLs)	Körperfunktionen	Prozessbezogene Fertigkeiten	Routinen	Personbezogen
Ruhe und Schlaf	Körperstrukturen		Rituale	Physisch
Bildung		Soziale Interaktionsfertigkeiten	Rollen	Sozial
Arbeit				Zeitlich
Spiel				Virtuell
Freizeit				
Soziale Teilhabe				

*auch als Basisaktivitäten des täglichen Lebens (BADLs) oder personbezogene Aktivitäten des täglichen Lebens (PADLs) bezeichnet.
Quelle: Occupational Therapy Practice Framework : Domain und Process (3rd ed. S. S4) des Amerikanischen Ergotherapieverbandes, 2014, American Journal of Occupational Therapy, 68 (Suppl. 1) S1-S48. Abdruck mit freundlicher Genehmigung.

1.2.2 Prozess

Viele Berufe nutzen den Prozess der Evaluation, Intervention und Outcome, der im *Framework* dargestellt wird. Die Anwendung dieses Prozesses durch die Ergotherapie ist jedoch durch seine Fokussierung auf Betätigung einzigartig (siehe **Abb. 1-2**). Der Prozess klientenzentrierter ergotherapeutischer Behandlung beginnt üblicherweise mit dem Betätigungsprofil einer Erhebung der Betätigungsbedürfnisse, -probleme und -anliegen des Klienten und der Analyse der Betätigungsperformanz. Zu letzterer gehören Fertigkeiten, Muster, Kontext und Umwelt, Aktivitätsanforderungen und Klientenfaktoren, die zur Zufriedenheit des Klienten mit seiner Fähigkeit, an wertgeschätzten Alltagsaktivitäten teilzunehmen, beitragen oder sie behindern. Die Analyse von Betätigungsperformanz erfordert nicht nur, die komplexe und dynamische Interaktion zwischen Klientenfaktoren, Performanzfertigkeiten, Performanzmustern und Kontext und Umwelt zu durchschauen, sondern auch die Aktivitätsanforderungen der ausgeführten Betätigung. Therapeuten planen die Intervention und setzen sie mit vielerlei Ansätzen und Methoden um, bei denen Betätigung sowohl das Mittel als auch der Zweck ist (Trombly, 1995).

Ergotherapeuten überprüfen ständig die Effektivität der Intervention und die Fortschritte auf die vom Klienten erwünschten Ergebnisse. Von der Gesamtsicht auf die Intervention hängt die Entscheidung ab, ob letztere fortgeführt oder beendet und eine Überweisung an andere Gesundheitsdienstleister oder -berufe empfohlen wird.

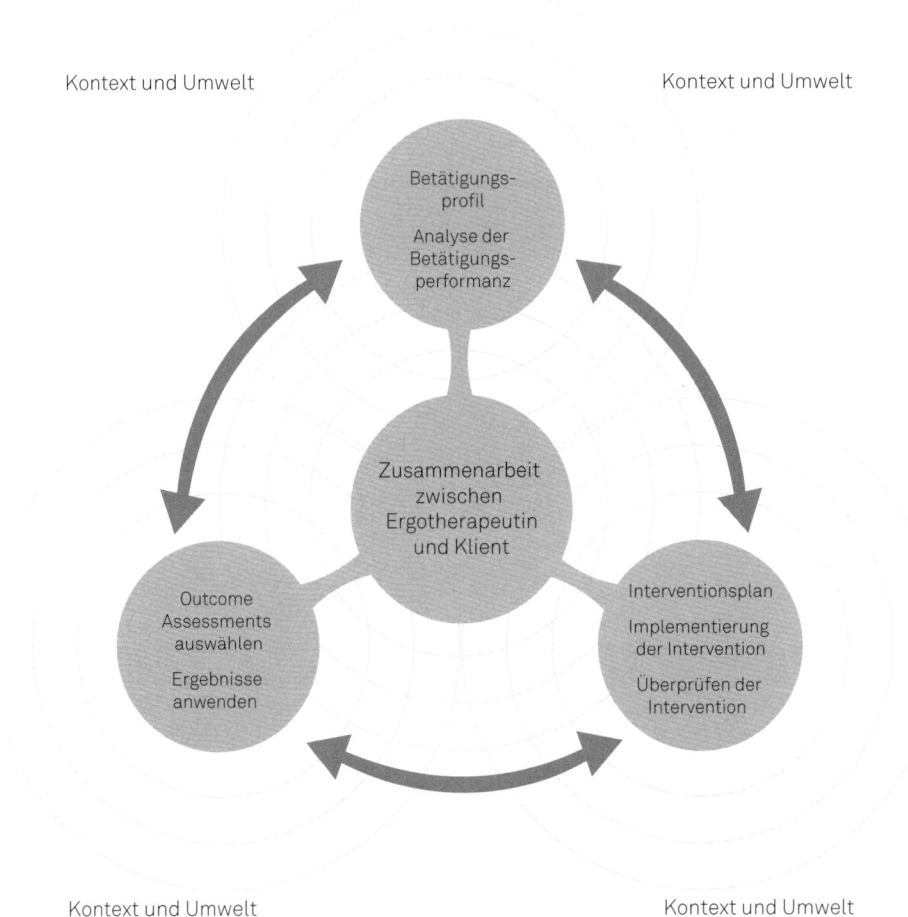

Abbildung 1-2:
Ergotherapeutischer Prozess
Quelle: Occupational Therapy Practice Framework: Domain und Process (3rd ed. S. 55) des Amerikanischen Ergotherapieverbandes, 2014, American Journal of Occupational Therapy, 68 (Suppl. 1) S1-S48. Abdruck mit freundlicher Genehmigung.

2 Überblick zu Sehbeeinträchtigung

2.1 Definition und Epidemiologie

Die Bevölkerung der USA wird älter, und Ergotherapeuten, die mit älteren Menschen arbeiten, brauchen Fertigkeiten zur Behandlung von multiplen Gesundheitsproblemen, von denen eins der Verlust der Sehfähigkeit ist. Obwohl ein normaler Alterungsprozess keine Sehbeeinträchtigung verursacht, hängen vier der Hauptursachen einer Sehbeeinträchtigung direkt mit dem Altern zusammen: altersbedingte Makuladegeneration (AMD), diabetische Retinopathie, Glaukom („grüner Star") und Katarakt („grauer Star").

Man geht davon aus, dass sich die Anzahl der Menschen mit AMD bis zum Jahre 2050 auf 17,8 Millionen verdoppeln (Rein et al., 2009) und sich die Zahl der Erwachsenen mit diabetischer Retinopathie im gleichen Zeitraum auf 9,9 Millionen erhöhen wird (Saaddine et al., 2008). Zurzeit leben in den USA 2,2 Millionen Menschen mit Glaukom, es wird eine Zunahme auf 3 Millionen bis zum Jahr 2020 erwartet (National Eye Institute [NEI], 2011). Außerdem wird von 30 Millionen Menschen mit Katarakt im Jahr 2020 ausgegangen (Congdon et al., 2004). Von allen Klienten, die Rehabilitationsmaßnahmen für Menschen, die blind oder sehbeeinträchtigt sind, in Anspruch nehmen, ist fast jeder Dritte 80 Jahre alt oder älter (Owsley, McGwin, Lee, Wassermann & Searcey, 2009). Sehbeeinträchtigung bei älteren Menschen ist eindeutig ein wichtiges Problem der Volksgesundheit, dem Aufmerksamkeit gebührt.

Obwohl es für den Begriff Sehbeeinträchtigung keine allgemein anerkannte Standarddefinition gibt (Owsley et al., 2009), wird er genutzt, um damit den gesamten Bereich zwischen normalem Sehen und kompletter Blindheit zu beschreiben (Stuen & Faye, 2003). *Sehbeeinträchtigung* wird üblicherweise als Sehschärfe definiert, die trotz bestmöglicher Korrektur weniger als 20/60 beträgt, oder wenn ein entsprechender Gesichtsfeldausfall oder beides vorliegt (Centers for Medicare and Medicaid Services [CMS], 2002). Sehbeeinträchtigung entsteht nicht durch eine einzelne Erkrankung, sondern durch mehrere Krankheitsprozesse, die beidseitig verminderte Sehschärfe oder ein beidseitig eingeschränktes Gesichtsfeld hervorrufen. Außerdem kann diese Beeinträchtigung nicht durch Medikamente, Korrekturlinsen oder Operationen korrigiert werden (NEI, o. J.).

Die Kostenübernahme durch die Krankenversicherung ist nur bei Sehbeeinträchtigung entsprechend der diagnostischen Kriterien für Reduktion von Sehschärfe, Gesichtsfeld oder beidem in der *International Classification of Diseases* (9. Revidierte Fassung, klinische Modifikation; [ICD-9-CM] *World Health Organization*, 1999) gegeben (CMS. 2002). Weitere Informationen zu diagnostischen Kriterien finden sich in der *ICD-9-CM* in **Tabelle 3-1**.

Gesetzlich blind zu sein, ist jedoch eine hochgradige Sehbeeinträchtigung, definiert als Sehschärfe von 20/200 auf dem besseren Auge nach bestmöglicher Korrektur oder ein Gesichtsfeld von 20° oder weniger (Liste der Beeinträchtigungen, 2006). Die behördliche Angabe des Grads der Sehbeeinträchtigung, der jemanden zur Inanspruchnahme von staatlicher Unterstützung und Maßnahmen berechtigt, basiert auf dem entsprechenden Grad von Sehverlust; daher die Bezeichnung *gesetzlich blind*. Man muss jedoch bedenken, dass viele ältere Menschen, die gesetzlich blind oder sehbeeinträchtigt sind, immer noch eine brauchbare Restsehfähigkeit haben (Stuen & Faye, 2003).

Sowohl Sehbeeinträchtigung als auch gesetzliche Blindheit führen dazu, dass eine Person nur eingeschränkt fähig ist, normale Alltagsaktivitäten ohne Adaptations- oder Kompensationsstrategien auszuführen. So können zum Beispiel Tätigkeiten wie das Lesen von Informationen auf dem Computer oder auf Telekommunikationsgeräten, Beipackzetteln von Medikamenten, Produktaufschriften, Hinweisschildern, Rezepten und Speisekarten durch Sehbeeinträchtigung oder gesetzliche Blindheit eingeschränkt sein. Selbst bei einer schwach ausgeprägten Beeinträchtigung von 20/40 bis 20/70 können ältere Menschen einen deutlichen Rückgang ihrer Teilhabe an Alltagsaktivitäten erleben (Perlmutter, Bhorade, Gordon, Hollingsworth & Baum, 2010). Anders gesagt, Sehbeeinträchtigung kann einen deutlichen Einfluss auf die Fähigkeit einer Person haben, gewünschten Betätigungen nachzugehen.

Diese Praxisleitlinie enthält Leitlinien zu ergotherapeutischen Assessments und Interventionen für ältere Menschen, bei denen die Sehschärfe oder das Gesichtsfeld oder beides aufgrund einer Diagnose im Bereich der Sehbeeinträchtigung eingeschränkt sind. Dem Leser wird die Lektüre der *Leitlinien der Ergotherapie: Menschen mit Schädel-Hirn-Trauma* (Golisz, 2009)[6] und der *Leitlinien der Ergotherapie: Menschen mit Schlaganfall* (Wolf und Nilsen, 2015)[7] für Assessments und Interventionsstrategien empfohlen, wenn sie mit Erwachsenen mit neurologischer Sehbeeinträchtigung und daraus resultierendem visuellem Wahrnehmungsdefizit arbeiten.

2.2 Das alternde Auge

Veränderungen des Auges sind natürlich, das normale Altern beginnt mit etwa 40 Jahren. Zu solchen Alterungsprozessen gehören eine Verdickung und ein Vergilben der Linse und eine kleinere Pupille, was dazu führt, dass für Aktivitäten, bei denen man genau sehen können muss, eine stärkere Beleuchtung benötigt wird (bis zu drei- bis viermal stärker als für junge Menschen) (Figueiro, 2001; Stuen & Faye, 2003). Weitere Veränderungen umfassen: den Verlust der Anpassungsfähigkeit des Auges durch Akkommodation (meist als Presbyopsie [Altersweitsichtigkeit] bezeichnet), was oft eine Lesebrille erfordert, einen leichten Rückgang der Sehschärfe, Schwierigkeiten bei blendendem oder gleißendem Licht, langsameres Anpassen an hell und dunkel, verminderte Kontrastsensitivität und reduzierte Tiefenwahrnehmung. All dies macht Nachtsehen und Autofahren im Dunkeln schwieriger (Figueiro, 2001; Stuen & Faye, 2003).

---

6 Diese Leitlinie erscheint im Dezember 2018 in der deutschsprachigen Version im Hogrefe Verlag (Bern).
7 Diese Leitlinie erschien 2017 in der deutschsprachigen Version im Hogrefe Verlag (Bern).

2.2.1 Altersbedingte Augenerkrankungen

Im Gegensatz zu normalen altersbedingten Veränderungen sind eine Sehschärfe, die nicht auf 20/60 oder besser korrigiert werden kann, blinde oder verschwommene Stellen im Bereich des zentralen Sehens (zentrale Skotome), ein eingeschränktes Gesichtsfeld oder ein beidseitiger Gesichtsfeldausfall nicht normal (Stuen & Faye, 2003). Gerade solche Veränderungen können Indikatoren für nicht-korrigierbare Beeinträchtigungen des Sehens sein, die in die Kategorie Sehbeeinträchtigung fallen. Altersbedingte Augenerkrankungen können nach Art der Beeinträchtigung, die sie verursachen, in drei Kategorien unterteilt werden:
1. Zentrale Beeinträchtigung des Gesichtsfelds
2. Periphere Beeinträchtigung des Gesichtsfelds
3. Mischform des Gesichtsfeldausfalls.

Zentrale Beeinträchtigung des Gesichtsfelds

In den zentralen 20° des Gesichtsfeldes (Makula) ist die beste Sehschärfe angesiedelt. Daher bedeutet ein Verlust des zentralen Sehens eine herabgesetzte Fähigkeit, scharf zu sehen (Weisser-Pike & Kaldenberg, 2010. Hierbei handelt es sich um das Problem, das bei Rehabilitationsmaßnahmen im Bereich der Sehbeeinträchtigung am häufigsten angetroffen wird (Owsley et al., 2009). Zu den altersbedingten Augenerkrankungen, die zentrale Beeinträchtigungen des Gesichtsfelds verursachen, gehören AMD und Katarakt. Ältere Menschen mit diesen Diagnosen beschreiben ihr Sehen als verschwommen, undeutlich oder wolkig, weil sie in ihrem zentralen Sehen ein Skotom (oder blinden Fleck) entwickeln. Dieses Skotom führt zu einer herabgesetzten Fähigkeit, genaue Einzelheiten zu erkennen, zu lesen, Auto zu fahren, Gesichter und Farben exakt zu erkennen.

Altersbedingte Makuladegeneration (AMD)
AMD ist ein progressiver, irreparabler Verlust des zentralen Sehens, der durch den Ausfall oder die Atrophie der Fotorezeptoren in der Makula verursacht wird (NEI, 2009a). In den USA ist dies der häufigste Grund für eine Sehbeeinträchtigung (Owsley et al., 2009). Es gibt zwei Formen der AMD: die feuchte und die trockene. Die trockene, auch *atrophe AMD* genannt, ist für mehr als 85% der moderaten bis schweren AMD-Fälle verantwortlich (NEI, 2009a). Die feuchte oder *exsudative AMD* ist eine fortgeschrittene Form der AMD, die durch eine abnorme Entwicklung der Blutgefäße, die Flüssigkeit verlieren, entsteht. Übliche Interventionen bei feuchter AMD umfassen anti-

vaskuläre endotheliale Wachstumsfaktor-Therapie (anti-vascular endothelial growth factor, anti-VEGF receptor), fotodynamische Therapie (PDT) und thermische Koagulation mit dem Argonlaser, die meist nur bei Personen mit feuchter AMD eingesetzt werden. Daher profitiert nur ein sehr kleiner Prozentsatz der AMD-Klienten von einer medizinischen Intervention (NEI, 2009a).

Eine Vielfalt medizinischer Interventionen und spezieller Ernährungsweisen wird zur Behandlung von AMD eingesetzt; diese werden hier jedoch nicht weiter berücksichtigt, da sie nicht zum Geltungsbereich dieser Praxisleitlinie zählen. Bei der Mehrheit der Menschen mit AMD sind Sehschärfe und Gesichtsfeld dauerhaft eingegrenzt, was ihre Fähigkeit einschränkt, die für sie bedeutungsvollen Alltagsaktivitäten effektiv und effizient auszuführen.

Katarakt
Ein Katarakt ist eine Trübung der Linse (Lens crystallina) (NEI, 2009a). Wenn man lange genug lebt, entwickelt man einen Katarakt; ein Katarakt ist jedoch durch eine Operation behandelbar. Bildet sich ein Katarakt, streuen die Lichtstrahlen, die in das Auge einfallen, was blendet und unangenehm ist. Weitere Symptome sind verminderte Sehschärfe, verminderte Kontrastsensitivität, Schwierigkeiten beim Autofahren in der Dunkelheit und Beschwerden wie Doppelsehen oder Doppelbilder. Im Allgemeinen wird erwogen, einen Katarakt zu entfernen, wenn er die Betätigungsperformanz behindert; dann wird die menschliche Linse durch eine neue intraokulare ersetzt. Für einige Menschen kommt jedoch eine Operation nicht in Frage, und in einem solchen Fall kann der Katarakt sich auf alle Funktionsaspekte auswirken.

Periphere Beeinträchtigung des Gesichtsfelds
Üblicherweise werden mit dem peripheren visuellen System Informationen im weiteren räumlichen Umfeld eingeholt. Es entdeckt große Gegenstände und Bewegung in der Umwelt, was dann die Aufmerksamkeit weckt. Anders als das zentrale Sehen hat das periphere Sehen eine geringere Sehschärfe. Ein Verlust des peripheren Sehens bewirkt einen *Tunnelblick* bzw. ein eingeschränktes Gesichtsfeld. Augenerkrankungen, die zu einer peripheren Beeinträchtigung des Gesichtsfelds führen, sind Glaukom und Hemianopsie oder Quadrantenanopsie als Folge eines Schlaganfalls oder Schädel-Hirntraumas. Funktionell verursacht diese Schädigung Schwierigkeiten, sich am Tag und in der Nacht durch den Raum zu bewegen (an Gegenstände oder Menschen anstoßen) und beim Greifen nach Alltagsgegenständen.

Glaukom
Glaukom ist eine Gruppe von Erkrankungen, die zu abnormem Augeninnendruck auf den Sehnerv führen, was wiederum den Verlust des peripheren Sehens bewirkt (NEI, o.J.). Der Schaden kann durch verstärkten Druck aufgrund des schlechten Abflusses aus der vorderen Augenkammer oder eines Verschlusses des Kammerwinkels entstehen (NEI, o.J.). Menschen mit verstärktem Risiko für Glaukom sind afrikanischstämmige Amerikaner, Menschen über 60 und Menschen mit einer familiären Glaukom-Vorgeschichte (NEI, o.J.).

Ein primäres Offenwinkelglaukom kann mit Medikamenten, mit einer Operation oder einer Kombination von beidem behandelt werden. Ein Engwinkelglaukom erfordert sofortige medizinische Intervention, sonst kann es zu kompletter Blindheit führen (NEI, o.J.). Medikamente zur Behandlung müssen nach Vorschrift eingenommen werden, und die Patienten müssen verstehen, dass es wichtig ist, der Verordnung Folge zu leisten, auch wenn sie keine Symptome haben.

Hemianopsie und Quadrantenanopsie
Beeinträchtigungen des Gesichtsfeldes, die häufig im Zusammenhang mit einem Schlaganfall oder Schädel-Hirntrauma auftreten, umfassen Hemianopsie oder Quadrantenanopsie. Eine Sehbeeinträchtigung kommt bei 36 % der Menschen mit rechtshirnigem Insult vor und bei 25 % der Menschen mit linkshirnigem Insult (Wolter & Preda, 2006). Außerdem äußert sich die Beeinträchtigung des Gesichtsfelds unterschiedlich, abhängig von der betroffenen Region des Gehirns (nasal, temporal, superior, inferior). Optometristen[8] oder Ophthalmologen (Augenärzte) können mit Prismen oder speziellem Sehtraining das Bewusstsein für das Gesichtsfeld verbessern (Bowers, Keeney & Peli, 2008). Weitere Informationen zur Rolle der Ergotherapeuten bei der Behandlung neurologischer Beeinträchtigungen des Gesichtsfelds finden sich in den *Leitlinien der Ergotherapie: Menschen mit Schädel-Hirn-Trauma* (Golisz, 2009) und der *Leitlinien der Ergotherapie: Menschen mit Schlaganfall* (Wolf & Nilsen, 2015).

---

8 Optometristen gibt es im angelsächsischen Raum deutlich häufiger als im deutschsprachigen. Sie haben dort auch mehr Befugnisse, sie sind etwa zwischen Augenärzten und Optikern angesiedelt.

Mischformen des Gesichtsfeldausfalls

Eine Mischform des Gesichtsfeldausfalls tritt auf, wenn sowohl das zentrale als auch das periphere Gesichtsfeld durch Erkrankung oder Verletzung betroffen sind. Sie kann in Verbindung mit vielen Erkrankungen auftreten. Die häufigsten Ursachen für diese Mischform, denen Ergotherapeuten begegnen, sind jedoch diabetische Retinopathie, Multiple Sklerose und Hypertonie. Funktionell wirkt sich die Mischform darauf aus, wie genau man Einzelheiten sehen und Veränderungen in der Umwelt erkennen kann. Daher kann der Effekt darauf, wie man im Alltag zurechtkommt, ziemlich stark sein. Außerdem kann eine Person mit dieser Mischform unterschiedliche Ausprägungen der Sehbeeinträchtigung erleben, abhängig von physiologischen und Umweltbedingungen. So können zum Beispiel unterschiedliche Lichtverhältnisse einen deutlichen Effekt auf die Funktionsfähigkeit einer Person haben.

Diabetische Retinopathie

Diabetische Retinopathie ist ein typisches Beispiel für die Mischform des Gesichtsfeldausfalls. Sie tritt bei 40 bis 45 % aller Menschen mit Diabetes auf (NEI, 2009c). Es gibt zwei Arten von diabetischer Retinopathie: die nichtproliferative und die proliferative (wuchernde).

Diabetes wirkt sich auf die Blutgefäße der Netzhaut aus. Bei der *nichtproliferativen Form* schwellen die Blutgefäße der Netzhaut an oder verschließen sich, was die Blutversorgung der Retina einschränkt. Bei der *proliferativen Form* regen die verschlossenen kleinen Blutgefäße der Netzhaut die Bildung neuer, abnormer Blutgefäße an (NEI, 2009c). Diese neuen Gefäße lassen oft Blut und andere Flüssigkeiten durchsickern, was zu verschwommenem Sehen oder Skotomen im gesamten Gesichtsfeld führt (NEI, 2009c). Unbehandelt kann es zu Blindheit kommen (NEI, 2009c). Behandelt wird die diabetische Retinopathie operativ, mit Laser oder mit Vitrektomie.

3 Ergotherapeutischer Prozess bei älteren Menschen mit Sehbeeinträchtigung

3.1 Screening

Aufgrund der Verbreitung von Sehbeeinträchtigung bei über 65-Jährigen sollte das regelmäßige Überprüfen des Sehvermögens im Alltag zur ergotherapeutischen Arbeit gehören. Das Ziel ist dann, Einschränkungen des Sehvermögens, die die Betätigungsperformanz beeinträchtigen können, zu erkennen und die Überweisung zu einem Augenarzt zu veranlassen. Dieses Überprüfen wird zwar nicht von Kostenträgern vergütet, jedoch können so Personen ermittelt werden, die entsprechende Dienstleistungen benötigen, und der Überweisungsprozess kann eingeleitet werden. Ergotherapeuten sollten, zusätzlich zu ihren Standardassessments für andere Funktionen, die Bereiche der Sehfunktionen überprüfen, von denen bekannt ist, dass sie das Risiko für funktionale Beeinträchtigungen einer Person erhöhen. Dazu gehören das scharfe Sehen im Nah- und Weitsichtbereich, Kontrastsensitivität und das zentrale und periphere Gesichtsfeld (Ramrattan et al., 2001; Rubin, Roche, Prasada-Rao & Fried, 1994; Taylor, 2002; Waern et al., 2002; Wang, Mitchell, Simpson, Cumming & Smith, 2001; West et al., 2002).

Ein formales Screening-Instrument zum Erkennen, ob ein älterer Mensch weitere Untersuchungen oder rehabilitative Leistungen wegen einer Sehbeeinträchtigung benötigt, ist der Fragebogen zur Überprüfung des Sehvermögens im Alltag (Functional Vision Screening Questionnaire) (Horowitz, Teresi & Cassels, 1991; Lighthouse International, 1996), ein Erhebungsinstrument mit 15 Items, das die Befragten selbst ausfüllen und das Fragen zu funktionellen Aufgaben umfasst wie Zeitung, Post und Beipackzettel von Medikamenten lesen – alles Aufgaben, die durch eine Sehbeeinträchtigung eingeschränkt sein können. Die Person muss einfach alle 15 Items mit „ja" oder „nein" beantworten. Jede Antwort entspricht, je nach Frage, einem Wert von 0 oder 1. Zusammen ergeben die Antworten einen Gesamtwert zwischen 0 und 15. Eine Person mit einem Wert von 9 oder mehr sollte ermutigt werden, sich professionelle Hilfe zu suchen (Horowitz et al., 1991; Lighthouse International, 1996).

3.2 Verordnung

Ehe eine ergotherapeutische Evaluation der Sehbeeinträchtigung eingeleitet wird, ist es wichtig, dass sich ein Augenarzt und/oder Optometrist mit der Gesundheit der Augen des Klienten[9] befasst. Ergotherapeutische Assessments und Interventionen sind treffender und effektiver, wenn der Klient über eine so gut wie möglich korrigierte Sehfähigkeit verfügt. Um die bestmögliche Behandlung gewährleisten zu können, sollte bei dem Klienten erst kürzlich eine umfassende augenärztliche, augenoptische und optometrische Untersuchung vorgenommen worden sein, um die Sehschärfe und das Gesichtsfeld durch die Nutzung verordneter Linsen oder sonstige medizinische Interventionen zu optimieren. Daher sollte vor der Inanspruchnahme therapeutischer Dienstleistungen eine Überweisung zu einem geeigneten Optometristen oder Augenarzt erfolgen, um sicherzustellen, dass der Klient auf das ergotherapeutische Assesssment und die Intervention vorbereitet ist.

Eine Verordnung für Ergotherapie ist angemessen, wenn die Sehbeeinträchtigung beginnt, sich auf Betätigungen auszuwirken. Solch eine Verordnung kann durch einen Optometristen oder Augenarzt, einen Arzt, einen anderen Berufstätigen im Gesundheits-

---

9 Klient wird in dieser Leitlinie wegen der leichteren Lesbarkeit in der männlichen Form benutzt, gilt aber ebenso für weibliche Personen.

wesen, ein Familienmitglied oder durch den Klienten selbst in die Wege geleitet werden. Der besondere Fokus der Ergotherapie auf Beteiligung an wertgeschätzten Betätigungen und Rollen zur Förderung der Partizipation zuhause und in der Nachbarschaft ist ein wesentlicher Bestandteil der multidisziplinären rehabilitativen Dienstleistungen, die in einer Vielzahl von Behandlungsprogrammen in gemeindenahen Zentren oder Einrichtungen angeboten werden. Ältere Menschen, die in einem Stadtviertel selbstständig oder in unterstützenden Einrichtungen leben, können aus verschiedenen Gründen im Verlauf einer Erkrankung eine zeitweilige Verordnung für Ergotherapie beantragen.

Tabelle 3-1: ICD-9-CM Spezifische Diagnosecodes für die Rehabilitation bei Sehbeeinträchtigung

Schlechteres Auge	Besseres Auge				
	Völlige Beeinträchtigung, keine Lichtwahrnehmung	Fast völlige Beeinträchtigung, >20/1.000 oder <5°	Hochgradige Beeinträchtigung, 20/500 – 20/1.000 oder <10°	Schwere Beeinträchtigung <20/160 – 20/400 oder <20°	Moderate Beeinträchtigung <20/60 – 20/160
1. Völlige Beeinträchtigung, keine Lichtwahrnehmung	369,01	369,03	369,06	369,12	369,16
2. Fast völlige Beeinträchtigung, >20/1.000 oder <5°		369,04	369,07	369,13	369,17
3. Hochgradige Beeinträchtigung, 20/500 – 20/1.000 oder <10°			369,08	369,14	369,18
4. Schwere Beeinträchtigung, <20/160 – 20/400 oder <20°				369,22	369,24
5. Moderate Beeinträchtigung, <20/60 – 20/160					369,25
Zentrales Skotom					368,41
Allgemeine Einschränkung oder Verengung des Gesichtsfelds					368,45
Homonymer bilateraler Gesichtsfeldausfall					368,46
Heteronymer bilateraler Gesichtsfeldausfall					368,47

Anmerkung: Verwendung dieser Tabelle: Suchen Sie zuerst das Ausmaß der Beeinträchtigung auf dem besseren Auge in den Spaltenüberschriften. Finden Sie dann den korrekten ICD-9-Code, folgen Sie dieser Spalte abwärts bis zur Zeile mit dem Ausmaß der Sehbeeinträchtigung auf dem schlechteren Auge. Beispiel: besseres Auge = 20/200 und schlechteres Auge = 20/1.000. Finden Sie die Spalte schwere Beeinträchtigung in der oberen Zeile; folgen Sie ihr abwärts zur Zeile mit hochgradiger Beeinträchtigung. Der korrekte ICD-9-Code wäre 369,14 auf der ICD-9 = *internationale Klassifikation der Krankheiten (9. revidierte Auflage)*

Quelle: Diese Tabelle basiert auf Colenbrander (2002) und der *ICD-9-Clinical Modification* (WHO, 1999).

Erhält die Ergotherapeutin eine Verordnung, so muss sichergestellt sein, dass diese medizinisch notwendig und angemessen ist, damit der Kostenträger die Dienstleistung finanziert. Die CMS, ein in den USA üblicher Kostenträger für ergotherapeutische Leistungen im Rahmen einer Rehabilitation bei Sehbeeinträchtigung, hat das Ausmaß der Beeinträchtigung auf dem besseren und auf dem schlechteren Auge festgelegt, bei dem man zu entsprechenden Reha-Maßnahmen berechtigt ist (CMS, 2002; Colenbrander & Fletcher, 1995). Das Ausmaß der Beeinträchtigung reicht von *völliger Blindheit*, definiert als keine Wahrnehmung von Licht, bis zu *moderater Sehbeeinträchtigung*, was einer bestmöglich korrigierten Sehschärfe von 20/60 entspricht. Zumindest muss sowohl auf dem besseren als auch auf dem schlechteren Auge eine moderate Sehbeeinträchtigung vorliegen, um eine Kostenerstattung für die Ergotherapie von Medicare zu erhalten (CMS, 2002). Außerdem berechtigt ein beidseitiger Gesichtsfeldausfall (entweder homonym oder heteronym), beidseitige Einschränkungen des Gesichtsfelds oder ein zentrales Skotom (CMS, 2002) Personen, therapeutische Dienstleistungen in Anspruch zu nehmen, die durch die CMS erstattet werden. Tabelle 3-1 nennt die häufigsten spezifischen ICD-9 Diagnosecodes für entsprechende Rehabilitation auf Grund des Ausmaßes der Sehbeeinträchtigung auf dem besseren und schlechteren Auge. **Kasten 3-1** zeigt das Beispiel einer älteren Person, Lillian, der zur Rehabilitation bei Sehbeeinträchtigung Ergotherapie verordnet wurde, und es wird erörtert, ob Lillian bei dem Ausmaß ihrer Sehbeeinträchtigung zu Reha-Maßnahmen berechtigt ist.

3.3 Evaluation

Ergotherapeuten führen die Evaluation in Zusammenarbeit mit dem Klienten durch und ermitteln die Informationen, die für das erwünschte Ergebnis erforderlich sind. Die beiden Elemente der ergotherapeutischen Evaluation sind zum einen das Betätigungsprofil und zum andern die Betätigungsanalyse (AOTA, 2008). Ergotherapeuten, die mit älteren Menschen mit Sehbeeinträchtigung arbeiten, können standardisierte und nicht-standardisierte Assessments einsetzen, die speziell für diese Zielgruppe entwickelt worden sind. Sie sollten klinische Beobachtungen mit Ergebnissen standardisierter Assessments validieren. Eine konsequente Anwendung von standardisierten Assessments im Therapieverlauf während des Krankheitsprozesses fördert die Kontinuität, ermöglicht eine rückblickende Analyse der Ergebnisse des Klienten und trägt so zur Evidenz bei, die die praktische Arbeit fördert. **Tabelle 3-2** bietet einen kurzen Überblick über ausgewählte Assessments, die bei älteren Menschen mit Sehbeeinträchtigung eingesetzt werden können.

Fallstudie (Teil 1)

Kasten 3-1: Verordnungsphase der Rehabilitation wegen Sehbeeinträchtigung

Lillian ist eine 88-jährige Frau mit einer Vorgeschichte von altersbedingter Makuladegeneration (AMD) auf beiden Augen (OU). Die Ergotherapieabteilung erhielt einen Anruf von Lillians Sohn, der um ambulante Ergotherapie für seine Mutter bat. Nachdem Lillians Fall besprochen war, wurde empfohlen, dass sie einen auf Sehbeeinträchtigung spezialisierten Optometristen konsultieren sollte, ehe sie Ergotherapie erhält. Lillian war länger als drei Jahre nicht mehr beim Augenarzt gewesen.

Es ist äußerst wichtig, sich erst mit der medizinischen Behandlung der Augenerkrankung zu befassen, bevor ergotherapeutische Maßnahmen in die Wege geleitet werden. Dies stellt sicher, dass alles, was zur Behandlung der Augenerkrankung möglich ist, getan wird und die Klientin ihr bestmöglich korrigiertes Sehvermögen hat.

Lillian stellte sich dem Optometristen vor, der sie zwecks Diagnostik und Therapie zur Ergotherapie überwies: Assessment der alltäglichen Aktivitäten, Hausbesuch und Festlegung der am besten passenden vergrößernden Sehhilfen (8 – 12 D) einschließlich Training.

Lillians bestmöglich korrigierte Sehschärfe:
- Rechtes Auge (OD): 20/70
- Linkes Auge (OS): 20/200
- Zentrales Skotom: Vorhanden in OU
- Kontrastsensitivität: Vermindert in OU 11 %

Ist Lillian dazu berechtigt, ergotherapeutische Leistungen in Anspruch zu nehmen? Wenn ja, welchen ICD-9-Code würden Sie auswählen?

Ja; *ICD-9*-Codes 369,24 (20/70 und 20/200) und 368,41 (zentrales Skotom).

Tabelle 3-2: Ausgewählte Assessments, die von Ergotherapeuten in der Rehabilitation bei Sehbeeinträchtigung eingesetzt werden

Spezifische Funktionen innerhalb des ergotherapeutischen Wissensgebietes	Beispiele für spezifische Assessments in der Rehabilitation bei Sehbeeinträchtigung
Betätigungsbereiche	
Alltagsaktivitäten (ADL)	Canadian Occupational Performance Measure (COPM; Law et al., 2005)
Instrumentelle ADLs	Activity Card Sort (ACS; Baum & Edwards, 2008)
Ruhe und Schlaf	Functional Vision Screening Questionnaire (Horowitz, Teresi/Cassels, 1991)
(Aus-) Bildung	
Arbeit	Impact of Vision Impairment (Lamoureux, Hassell & Keeffe, 2004)
Freizeit	Melbourne Low-Vision ADL Index (Haymes, Johnston & Heyes, 2001)
Soziale Teilhabe	
	Structured Observation of Activity
	Driver performance testing
	Role checklist
	Leisure interest checklist
Performanzfertigkeiten	
Kommunikations- und soziale Fertigkeiten	MNRead Acuity Charts (Mansfield, Legge, Luebker &Cunningham, 1994
	Pepper Visual Skills for Reading Test (Watson, Whittaker & Steciw, 1995)
	Morgan Low Vision Comprehensive Assessment (Watson, Wright & Long, 1996)
	Low Vision Writing Assessment (Watson, Wright, Wyse & De l'Aune, 2004)
	Brain Injury Visual Assessment Battery for Adults (biVABA; Warren, 1998)
Motorische und prozessbezogene Fertigkeiten	Berg Balance Skale (Berg, Wood-Dauphinee & Williams, 1995)
	Functional Reach (Duncan, Weiner, Chandler & Studenski, 1990)
	Timed Up and Go (Podsiadlo & Richardson, 1991)
	Tinetti Performance Oriented Mobility Assessment (Tinetti, 186)
Fertigkeiten im Bereich der Emotionsregelung	Center for Epidemiologic Studies Depression Scale (Radloff, 1977)
	Geriatric Depression Scale (Yesavage et al., 1982–1983)
Kognitive Fertigkeiten	Mini-Mental State Examinatio n (Folstein, Folstein & McHugh, 1975)
	Short Blessed Test (Katzman et al., 1983)
	Montreal Cognitive Assessment (Nasreddine, 2011)
	Loewenstein Occupational Therapy Cognitive Assessement (Itkovish, Elazar & Averbuch, 1990)
	Cognitive Assessment of Minnesota (Rustad et al., 1993)
Sensorisch-perzeptive Fertigkeiten	Standardized sensory testing (Bentzel, 2008)

Spezifische Funktionen innerhalb des ergotherapeutischen Wissensgebietes	Beispiele für spezifische Assessments in der Rehabilitation bei Sehbeeinträchtigung
Performanzmuster	
Gewohnheiten, Routinen und Rituale und Rollen	ACS (Baum & Edwards, 2008)
	Interview
	Beobachtung von Betätigungsbereichen
Kontext und Umwelt	
Persönliche, physische, soziale, zeitliche, kulturelle und virtuelle Kontexte und Umwelten, in denen vom Klienten erwartet wird, dass er Aktivitäten und Rollen ausführt	COPM (Law et al., 2005)
	Home Environment Lighting Assessment (Perlmutter, o.J.)
	Strukturiertes Assessment zur häuslichen Sicherheit
Aktivitätsanforderungen	
Physische, räumliche, soziale und zeitliche Anforderungen von Aktivitäten, die der Klient ausführen möchte oder die von ihm erwartet werden	Beobachtendes Assessment während der Aufgabenausführung
	Interview
Klientenfaktoren	
Sehschärfe	Sehschärfe im Nahbereich
	Sehschärfe im Fernbereich
	Viele kommerziell erhältliche Sehschärfetests für den Nah- und Fernbereich, im biVABA (Warren, 1998) enthalten
Kontrastsensitivität	Contrast Sensitivity Chart (biVABA, 1998)
	Peripheres Gesichtsfeld
	Zentrales Gesichtsfeld
	Confrontation Testing (Scheiman, 2002; biVABA [Warren 1998])
	Cancellation Test
Gesichtsfeld	Beobachtung (biVABA Warren, 1998)
Fixationsprüfung	
Untersuchung der Folgebewegungen (Quintana, 2008; Scheiman, 2002)	
Glatte Folgebewegungen (Garzia, Richman, Nicholson & Gaines, 1990; Kulp & Schmidt, 1997; Maples, Atchley & Ficklin, 1992; Scheiman, 2002)	
Augenbeweglichkeit (Maples et al., 1992; Quintana, 2008; Scheiman, 2002)	
Überprüfung der Binokularfunktion und der Ausrichtung beider Augen (Quintana, 2008)	Beobachtung biVABA (Warren, 1998)
Prüfung der Konvergenz (Quintana, 2008; Scheiman, 2002)	
Glatte Folgebewegungen (Garzia et al., 1990; Kulp & Schmidt, 1997; Maples, et al., 1992; Scheiman, 2002	
Sakkaden (= Rucke) (Blickzielbewegungen) (Garzia et al., 1990; Kulp & Schmidt, 1997; Maples, et al., 1992; Scheiman, 2002)	

3.3.1 Betätigungsprofil

Der Zweck des Betätigungsprofils besteht darin festzustellen, wer der Klient oder die Klienten sind, ihre Bedürfnisse oder Anliegen herauszufinden und zu ermitteln, wie diese Anliegen sich auf die Betätigungen auswirken. Die Informationen für das Betätigungsprofil werden mit Hilfe von formalen und informellen Gesprächen mit dem Klienten und wichtigen Bezugspersonen zusammengetragen. Als formales Assessment kann das Canadian Occupational Performance Measure dienen (COPM, Baum & Edwards, 2008).

Gespräche mit dem Klienten helfen der Ergotherapeutin zu erfahren, wie der Klient seine Zeit verbringt, welche Aktivitäten er machen möchte oder muss, und wie die Umwelt, in der der Klient lebt, arbeitet und an Freizeit- und sozialen Aktivitäten teilnimmt, Betätigungen unterstützt oder behindert. Folgende Schritte gehören zum Erstellen des Betätigungsprofils:
- Den/die Klienten kennenlernen
- Feststellen, warum der Klient die Dienstleistung wünscht. Mit Interviews oder Checklisten hilft die Therapeutin dem Klienten, seine derzeitigen Anliegen in den Betätigungsbereichen und der Betätigungsausführung herauszufinden. Die Fähigkeit des Klienten, Ziele zu erkennen und festzulegen, ist für den rehabilitativen Prozess wesentlich. Klienten mit einer geringen Krankheitseinsicht hinsichtlich ihrer Sehbeeinträchtigung und der Tatsache, dass diese bleibend ist, sind sich möglicherweise auch nicht bewusst, wie die Sehbeeinträchtigung die Ausführung ihrer Betätigungen beeinträchtigen kann.
- Diejenigen Betätigungsbereiche, die gelingen, und diejenigen, die Probleme bereiten oder riskant sind, ermitteln. Aufgrund der derzeitigen Anliegen des Klienten findet die Ergotherapeutin mögliche Sehbeeinträchtigungen (z. B. Sehschärfe, Gesichtsfeld oder Kontrastsensitivität betreffend) und Umweltbarrieren heraus, aber auch derzeitige Unterstützung für die Betätigungsperformanz.
- Wichtige Aspekte der Betätigungsvorgeschichte des Klienten besprechen. Solche Aspekte können Lebenserfahrungen sein (z. B. medizinische Interventionen, vorherige Erwerbstätigkeit, berufliche Wünsche), Betätigungsrollen, Interessen und frühere Betätigungsmuster, die dem Leben des Klienten Sinn geben.
- Die Prioritäten des Klienten und die erwünschten Ergebnisse festlegen. Während des gesamten Rehabilitationsprozesses diskutieren und priorisieren Ergotherapeutin und Klient die Ziele, so dass die Evaluation und die Interventionen zu den vom Klienten erwünschten Ergebnissen passen. Gelegentlich kann es notwendig sein, dass die Ergotherapeutin den Klienten zusätzlich an andere Berufsgruppen oder Ressourcen verweist, um zufriedenstellende Ziele zu erreichen.

Der folgende **Kasten 3-2** zeigt das Beispiel eines Betätigungsprofils von Lillian, der 88-jährigen Frau mit der Vorgeschichte einer altersbedingten Makuladegeneration (AMD) auf beiden Augen (siehe Fallstudie, Teil 1, S. 23)

Fallstudie (Teil 2)

Kasten 3-2: Das Betätigungsprofil

Lillian fällt es schwer, sich auf ihr verändertes Sehvermögen einzustellen, sie hat aber große soziale und emotionale Unterstützung. Lillian war eine begeisterte Leserin und würde gern wieder lesen können, als Freizeitbeschäftigung, aber auch um ihren Haushalt zu führen. Sie kann ihre Alltagsaufgaben bewältigen, hat aber Schwierigkeiten mit instrumentellen ADL-Aufgaben, die Lesen erfordern, wie Geldangelegenheiten und Medikamenteneinnahme.

Lillian lebt allein in einem mehrstöckigen Einfamilienhaus in einer städtischen Umgebung und hat Angehörige, die in der Nähe wohnen.

Lillians Ziele:
- Selbstständig Geldangelegenheiten erledigen
- Selbstständig mit ihren Medikamenten umgehen
- Selbstständig Mahlzeiten für sich und die Familie zubereiten und kochen
- Selbstständig lesen als Freizeitbeschäftigung

3.3.2 Betätigungsanalyse

Die Ergotherapeutin nutzt Informationen aus dem Betätigungsprofil, um sich auf die spezifischen Betätigungsbereiche und den Kontext/die Umwelt zu konzentrieren, in denen der Klient lebt und handelt. Wenn es der Ergotherapeutin möglich ist, die Ausführung einer Betätigung zu analysieren, läuft dies im Allgemeinen in folgenden Schritten ab:

Den Klienten beobachten, wie er die Betätigungen im natürlichen, am wenigsten einschränkenden Kontext ausführt (sofern möglich), die Effektivität der Fertigkeiten des Klienten (z. B. sensorisch-perzeptive,

kognitive, Fertigkeiten im Bereich der Emotionsregulation, Kommunikations- und soziale Fertigkeiten) und die Performanzmuster notieren (z. B. Gewohnheiten, Routinen, Rituale und Rollen).
- Spezifische Assessments und Evaluationsmethoden auswählen, um die Faktoren derjenigen Aspekte, die in den Bereich ergotherapeutischer Arbeit fallen und die die Performanz des Klienten beeinflussen könnten, herauszufinden und zu messen. Solche Assessments können sich auf Körperfunktionen und -strukturen des Klienten beziehen, auf seine Aktivitätsperformanz oder auf Partizipation innerhalb der näheren Umgebung. Siehe Tabelle 3-2: Beispiele ausgewählter Assessments.
- Die Daten der Assessments interpretieren, um zu erkennen, was die Performanz unterstützt oder was sie behindert.
- Eine Hypothese zur Performanz des Klienten entwickeln oder verfeinern (d. h. zugrundeliegende Beeinträchtigungen oder eingeschränkte Fertigkeiten erkennen, die sich auf die Performanz in mehreren Bereichen auswirken können, wie eine Gesichtsfeldeinschränkung, die die Morgentoilette, die Haushaltsführung, die Mobilität in der näheren Umgebung und die soziale Interaktion beeinträchtigt).
- Zusammen mit dem Klienten und seiner Familie, falls relevant, Ziele entwickeln, die sich auf die vom Klienten erwünschten Ergebnisse richten.
- Geleitet von bewährter Praxis und Evidenz mögliche Interventionsansätze finden und diese mit dem Klienten und seiner Familie besprechen.
- Den Evaluationsprozess dokumentieren und die Ergebnisse dem zuständigen Team und Beteiligten auf kommunaler Ebene mitteilen.

3.3.3 Betätigungsbereiche

Ergotherapeuten können einen Evaluationsansatz auswählen, der sich auf mögliche Beeinträchtigungen konzentriert, die sich auf die Ausführung funktioneller Aufgaben auswirken (von manchen Ergotherapeuten *Bottom-Up-Evaluation* genannt). Oder sie wählen einen Evaluationsansatz, der mit der Analyse der Rollen und der Betätigungsbereiche beginnt, die einen normalen Alltag dieses Menschen ausmachen (von manchen Ergotherapeuten *Top-down-Evaluation* genannt). Beim Top-down-Ansatz analysiert die Therapeutin die zugrundeliegenden Beeinträchtigungen, die zu Einschränkungen von Aktivitäten oder Teilhabe führen, nur dann intensiver, wenn sie Schwierigkeiten bei der tatsächlichen Ausführung von Betätigungen beobachtet. Bei einem Bottom-up-Ansatz geht der Blick zunächst auf Beeinträchtigungen und allgemeine Fähigkeiten des Klienten und zieht daraus Rückschlüsse, wie diese sich auf die Ausführung derzeitiger und zukünftiger Betätigungen auswirken könnten.

Die Wahl des Evaluationsansatzes hängt teilweise von der Fähigkeit des Klienten ab, sich aktiv am Evaluationsprozess zu beteiligen. Die Ergotherapeutin kann sich während des Evaluationsprozesses zwischen dem Top-down- und dem Bottom-up-Ansatz hin und her bewegen, je nach Phase der Gesundung und dem vom Klienten erwünschten Ergebnis.

Es gibt zwar standardisierte Assessments zu Aktivitäten des täglichen Lebens (ADLs) und zu instrumentellen Aktivitäten des täglichen Lebens (IADLs), aber nur wenige richten sich auf die speziellen Bedürfnisse von Menschen mit Sehbeeinträchtigung. Beim Anziehen geht es zum Beispiel darum, die Kleidung zu finden, zu erkennen und Teile zueinander passend auszusuchen und nicht so sehr um die physische Fähigkeit, Kleidung an- und auszuziehen. Der Umgang mit Medikamenten kann schwierig sein wegen der verminderten Fähigkeit, Aufschriften zu lesen und Medikamente zu erkennen. Für einen älteren Menschen mit Diabetes kann das Ablesen des Blutzuckermessgerätes oder der Markierungen auf einer Insulinspritze die Fähigkeit einschränken, diese Aufgabe sicher und selbstständig auszuführen. Baden kann schwierig sein, weil das Erkennen der im Bad benötigten Dinge und der richtigen Temperatur an der Armatur erschwert ist. Solche Informationen können nicht immer durch typisch ergotherapeutische ADL Assessments wie das Functional Independence Measure (FIM™; Uniform Data System for Medical Rehabilitation, 1997) oder den Barthel Index (Mahoney & Barthel, 1965) gewonnen werden.

Es gibt zwar mehrere Assessments, die Betätigungsbereiche evaluieren, drei beziehen sich jedoch speziell auf die Auswirkungen von Sehbeeinträchtigung auf Alltagsaktivitäten und sollen hier besprochen werden (Haymes et al., 2001; Keefe, Lam, Cheung, Dinh & McCarty, 1998; Lamoureux, Hassell & Keefe, 2004). Der Melbourne Low Vision ADL Index (MLVAI) enthält 27 Items (von ursprünglich 74), aufgeteilt in zwei Kategorien; Selbstversorgungs-ADLs (9 Items) und IADLs (18 Items). Die IADLs werden gemessen, indem die Ausführung des Klienten bei jeder Aufgabe beobachtet wird, die Selbstversorgungsitems hingegen werden vom Klienten selbst beurteilt (Haymes et al., 2001). Hierbei ist zu beachten, dass der MLVAI in Australien entwickelt wurde, im australischen Kontext; daher ist das komplette Testmaterial in den USA nicht leicht erhältlich.

Das Impact of Vision Impairment (IVI) Assessment hat 32 Items, die entweder vom Klienten selbst ausgefüllt oder von einem Interviewer erfragt werden können (Lamoureux et al., 2004). Das vom Klienten selbst auszufüllende Assessment of Functional Vision Performance Profile beinhaltet ein optionales Beobachtungsinstrument mit ausgewählten ADL- und IADL-Aufgaben. Die 38 Aufgaben werden auf einer 3-Punkte-Skala bewertet: *unmöglich*, *schwierig* und *selbstständig* (Gilbert & Baker, 2011). Auch diese beiden Instrumente wurden auf Reliabilität und Validität getestet, wodurch deren Anwendbarkeit in klinischen Settings nachgewiesen wurde (Gilbert & Baker, 2011; Haymes et al., 2001; Lamoureux et al., 2004).

Wenn man diese Assessments vergleicht, sollte man bedenken, dass der MLVAI und das vom Klienten selbst auszufüllende Assessment of Functional Vision Performance Profile Items enthalten, die tatsächlich ausgeführt werden müssen und deren Ausführung nicht nur von der Person selbst beschrieben werden (Gilbert & Baker, 2011; Haymes et al., 2001).

Außerdem wurde auch das COPM bei Klienten mit Sehbeeinträchtigung als brauchbares Instrument für die Ergebnismessung genannt (Pizzimenti & Roberts, 2005). Das COPM ist ein halbstrukturiertes Interview, in dem der Klient benennt, bei welchen Aktivitäten er hauptsächlich Schwierigkeiten mit der Ausführung hat (Law et al, 1990; Law et Baum, 1998). Die wichtigsten fünf Aktivitäten werden dann auf einer Skala von 1 bis 10 bezüglich Ausführung und Zufriedenheit mit der Ausführung bewertet. Dann wird für die Ausführung und für die Zufriedenheit ein einzelner Durchschnittswert zwischen 1 und 10 gebildet. „Das COPM soll Ergotherapeuten helfen, deutliche Ziele im Bereich der Betätigungsperformanz zu setzen, die dem entsprechen, was der Klient selbst als notwendig erachtet, und objektiv die Veränderungen in den definierten Problembereichen zu messen" (Law et al., 1990). Es ist ein reliables und valides Instrument, um Betätigungsperformanz zu messen (McColl et al., 2006). Sehen Sie sich bitte **Kasten 3-3** an, in dem die Betätigungsanalyse anhand des Fallbeispiels von Lillian aufgezeigt wird.

Fallstudie (Teil 3)

Kasten 3-3: Analyse der Betätigungsperformanz

Mit Lillian wurde ein umfassendes Ergotherapie-Assessment durchgeführt.

Ergebnisse des Canadian Occupational Performance Measure (COPM)

Performanzbereich	Wichtigkeit	Performanz	Zufriedenheit
Selbstversorgung: Persönliche Versorgung: Medikamenteneinnahme	10	3	2
Selbstversorgung: Persönliche Angelegenheiten: Umgang mit Finanzen	7	2	3
Produktivität: Haushaltsführung: Kochen	9	2	3
Freizeit: Entspannte Erholung: Lesen	9	2	1

COPM Performanzwert 1: 9 / 4 = 2,25
COPM Zufriedenheitswert 1: 9 / 4 = 2,25

Exzentrisches Sehen und bevorzugter retinaler Fixationsort: Beim Feststellen der Skotome mit Hilfe der Uhrmethode wurde Lillians exzentrische Sehposition bei 2 Uhr ermittelt.

Lesen und Schreiben: Instrumente, um Lesen und Schreiben zu untersuchen, umfassten den MNRead, das Collins Low Vision Writing Assessment und den Pepper Skills for Reading Test (VSRT).

MNRead: Kritische Buchstabengröße 2 M bei 80 Wörtern pro Minute

Collins Low Vision Writing Assessment:
- Einkaufsliste schreiben   7/10
- Schecks ausstellen   8/10
- Geschriebene Sprache   7/10
- Eigene Notizen lesen   7/10
- Formular ausfüllen   7/10
- Gesamtwert: 36/50

Pepper VSRT:
　Genauigkeitswert: 80 %
　Wörter pro Minute: 70
　Fehler: Verwechslungen, Auslassungen rechts

3.3.4 Performanzfertigkeiten

Zur Evaluation bei älteren Menschen mit Sehbeeinträchtigung gehört das Untersuchen offensichtlicher und weniger deutlicher Faktoren, die sich auf die Performanz auswirken können. *Performanzfertigkeiten*, die beobachtbaren Elemente der Aktionen einer Betätigung, können in motorische und prozessbezogene, sensorisch-perzeptive, kognitiv-verarbeitende Fertigkeiten im Bereich der Emotionsregulation sowie kommunikative und soziale Fertigkeiten unterteilt werden.

Ältere Menschen können bei vielen dieser Performanzfertigkeiten Defizite haben. Zum Beispiel können motorische Defizite auftreten, weil das Greifen nach Gegenständen schwierig wird, wenn der Klient den Gegenstand, den er zu erreichen versucht, nicht deutlich sehen kann. Das Gleichgewicht in der Dusche oder beim nächtlichen Gang zur Toilette kann zum Problem werden, wenn der Klient seine Umwelt nicht deutlich erkennen kann. Und wenn man außerdem die Nutzung von vergrößernden Sehhilfen mit einbezieht, muss die Ergotherapeutin untersuchen, ob der Klient die Koordinations- und sensorisch-perzeptiven Fertigkeiten besitzt, um diese Hilfsmittel zu handhaben, und die kognitiven Fertigkeiten, um deren Gebrauch zu verstehen. Werden keine Sehhilfen empfohlen, muss die Ergotherapeutin evaluieren, ob der Klient über das nötige Hör- und Tastvermögen verfügt, um auditive oder taktile Strategien einzusetzen.

Weiterhin ist wichtig zu bedenken, dass Sehverlust physische und psychosoziale Probleme verursachen und mit unterschiedlicher altersbedingter Komorbidität einhergehen kann. Während der frühen Phasen der Anpassung kann der Klient noch nicht bereit sein, die funktionalen Begleiterscheinungen anzugehen und den bleibenden Charakter oder die Schwere der Beeinträchtigung leugnen oder verärgert oder depressiv reagieren. Alle, die praktisch mit Menschen mit Sehbeeinträchtigung arbeiten, müssen die psychosozialen Probleme, die mit einem Sehverlust einhergehen, verstehen und ansprechen.

Menschen mit Sehbeeinträchtigung haben ein erhöhtes Risiko von 32,5 %, Depression, emotionalen Stress und eine geringere Lebensqualität zu entwickeln (Rovner, Carsten & Tasman, 2002; Slakter & Stur, 2005). Altersbedingter Sehverlust ist oft progressiv, allerdings variiert die Progression von Mensch zu Mensch erheblich. Klienten können Depression, einen Verlust der Selbstbestimmung, Abhängigkeit und Rollen- oder Identitätsverlust erfahren (Brody et al., 2002; Mangione, Gutierrez, Lowe, Ov, & Seddon, 1999; Rovner et al., 2002; Scott, Schein, Feuer, Folstein & Bandeen-Roche, 2001; Teitelman & Copolillo, 2005; Williams, Brody, Thomas, Kaplan & Brown, 1998). Die Geschwindigkeit, mit der der Sehverlust eintritt, oder dessen Schwere können die Betätigungsperformanz bedrohen oder unmöglich machen, lassen jedoch nicht zu, das Wohlbefinden einer Person vorherzusagen, weil die Menschen unterschiedlich auf den Verlust reagieren (Horowitz & Reinhardt, 2000). Menschen, die den Sehverlust akzeptieren, nutzen eher Anpassungen und Kompensationsstrategien, was zu Partizipation an wertgeschätzten Betätigungen führt (Teitelman & Copolillo, 2005). Depressionsscreening mit Instrumenten wie der Geriatric Depression Scale (Yesavage et al., 1982–1983), der Center for Epidemiological Studies Depression Scale (Radloff, 1977) oder dem Patient Health Questionnaire (Spitzer, Kroenke & Williams, 1999) kann eine wertvolle Methode sein, depressive Symptome bei Menschen mit Sehverlust zu erkennen.

Kommunikationsfertigkeiten sind durch Sehbeeinträchtigung oft betroffen, weil Lesen und Schreiben bei eingeschränkter Sehschärfe oder eingeschränktem Gesichtsfeld schwierig auszuführen sind. Ein zentrales Skotom oder verringerte Sehschärfe kann zu Fehlern beim Lesen von Kontoauszügen, Medikamentenetiketten oder anderen wichtigen Informationen führen. Eingeschränkte Sehfähigkeit kann leserliches Schreiben erschweren. Performanzfertigkeiten wie Blickkontakt aufnehmen, Gesichter oder nonverbale Hinweise erkennen, können sich negativ auf soziale Kontakte auswirken. Außerdem kann Sehbeeinträchtigung auch depressive Gefühle auslösen. Deshalb ist es wichtig, den emotionalen Status eines Klienten zu erheben.

In Tabelle 3-2 wird eine Reihe Standard-Assessments zu Performanzfertigkeiten zusammengefasst. Besonders mit Assessments zu Lesen und Schreiben kann man objektive Informationen über die Fähigkeit des älteren Menschen gewinnen, diese Fertigkeiten in angemessener Zeit, genau und lesbar auszuführen. Die MNRead Acuity Charts (Mansfield et al., 1994) verwenden einen fortlaufenden Text statt der Buchstaben- oder Symbolerkennung traditioneller Sehschärfetests. Dazu gehören 19 Sätze, jeder in einer anderen Schriftgröße, jeweils 60 Buchstaben lang, die aus 40 cm Entfernung gelesen werden. Der MNRead misst sowohl die Sehschärfe als auch die Lesegeschwindigkeit und erfasst gleichzeitig, welches die kleinste Schriftgröße ist, in der die Person in ihrer Höchstgeschwindigkeit lesen kann (Mansfield et al.,

1994). Für die MNRead Charts wurde die Reliabilität nachgewiesen (Patel, Chen, Da Cruz, Rubin, & Tufail, 2011; Subramanian & Pardhan, 2006).

Ein weiteres Messinstrument zur Beurteilung des Lesens ist, besonders wenn das zentrale Gesichtsfeld beeinträchtigt ist, der Pepper Visual Skills for Reading Test (VSRT), auch als Pepper Test bekannt (Watson et al., 1995). Es ist ein 10- bis 15-minütiges Assessment der Sehfertigkeiten, die zum Lesen benötigt werden, und enthält Werte für Lesegenauigkeit und Lesegeschwindigkeit (Watson et al., 1995). Das Testmaterial gibt es in fünf verschiedenen Schriftgrößen von Zeitungsdruck bis zur Größe von Zeitungsüberschriften, und drei entsprechende Formulare des Tests ermöglichen einen Re-Test (Watson et al., 1995). Die Person, die den Test abnimmt, dokumentiert die Zeit, die jemand für den Test braucht, und die Fehler, die dabei aufgetreten sind. Testungen sowohl der Reliabilität als auch der Validität wurden durchgeführt und haben ergeben, dass der VSRT ein brauchbares Leseassessment für Menschen mit Sehbeeinträchtigung ist (Baldasare, Watson, Whittaker & Miller-Shaffer, 1986; Watson, Baldasare & Whittaker, 1990; Watson et al., 1995).

In vergleichbarer Weise wird das Morgan Low Vision Reading Comprehension Assessment (LVRCA) zum Untersuchen des Leseverständnisses von Menschen mit AMD genutzt, um das Leseniveau festzustellen (Watson, Wright & Long, 1996). Es enthält zehn Lesekarten mit dem Leseniveau der zweiten bis zur zwölften Klasse, die in 1 M, 1,5 M, 2 M und 3 M Schriftgröße gedruckt sind. Das LVRCA ist ein Test ohne Zeitmessung, der mit der Cloze-Methode das Leseverständnis feststellt. Bei der Cloze-Methode wird ein Wort im Text durch einen Strich ersetzt. Der Proband wird dann gebeten, ein Wort aus dem Kontext des Satzes an die Stelle des Strichs einzufügen. Mit Hilfe des Ergebnisses kann der Therapeut angemessenes Lesematerial auswählen. Sowohl Reliabilität als auch Validität sind gegeben und belegen, dass das LVRCA ein nützliches Assessment zum Testen des Leseverständnisses eines Menschen mit AMD ist (Watson, Wright, Long & De l'Aune, 1996).

Zusätzlich zum Lesen haben ältere Menschen mit Sehbeeinträchtigung häufig auch Probleme mit dem Schreiben. Eine Person muss visuell der Hand folgen können – besonders der Spitze des Stifts und dem auf einer Seite Geschriebenen – damit das Schreiben leserlich wird (Watson, Wright et al., 2004). Weil Schreiben für viele Betätigungen unerlässlich ist, muss auch diese Performanzfertigkeit speziell untersucht werden. Das Low Vision Writing Assessment richtet sich gezielt auf das Schreiben. Es kann in 10 bis 15 Minuten in unterschiedlichen Settings durchgeführt werden, auch zuhause oder in Kliniken (Watson, Wright et al., 2004). Es enthält fünf Aufgaben, die alltagstypisches Schreiben darstellen und für ältere Menschen oft schwierig sind. Dazu gehört, eine Einkaufsliste zu schreiben, einen Scheck auszustellen, die Kontoführung zu aktualisieren, einen Absatz Prosatext zu schreiben, ein Formular zur Gesundheit auszufüllen und die im Test erstellte Einkaufsliste laut vorzulesen. Mit dem Assessment lassen sich Ausgangsdaten sammeln und während der Intervention Fortschritte messen. Reliabilität und Validität sind gegeben (Watson, Wright et al., 2004).

3.3.5 Klientenfaktoren

Klientenfaktoren sind die zugrundeliegenden Fähigkeiten, Werte, Überzeugungen, Körperfunktionen und Körperstrukturen sowie die Spiritualität, die die Betätigungsperformanz eines Menschen beeinflussen. Die Klientenfaktoren, die hier behandelt werden, da sie ältere Menschen mit Sehbeeinträchtigung betreffen, beinhalten auch die Anpassung der Sehfunktion an den Verlust der Sehfähigkeit und mentale und sensorische Funktionen.

Die praktisch arbeitende Ergotherapeutin untersucht bestimmte Aspekte des Sehens wie die Sehfunktion, visuelle Effizienz und visuelle Wahrnehmung. Zur Sehfunktion gehören die visuellen Basisfertigkeiten des Scharfsehens (nah und fern), Kontrastsensitivität, Gesichtsfeld, Augenbeweglichkeit, die Ausrichtung beider Augen, Konvergenz und Akkommodation. *Visuelle Effizienz* umfasst die Aufmerksamkeit für das betrachtete Objekt, Folgebewegungen, Scannen, Objektunterscheidung und die Fähigkeit, kleine Einzelheiten wahrzunehmen. Zur *visuellen Wahrnehmung* gehören visuelle Fertigkeiten auf höherem Niveau einschließlich visueller Aufmerksamkeit, visuellem Scannen, Mustererkennung, visuellem Gedächtnis und visueller Kognition. Ergotherapeuten verstehen die Auswirkungen dieser Klientenfaktoren auf die Beteiligung an Betätigung.

Methoden, wie man diese visuellen Klientenfaktoren untersuchen kann, werden in mehreren ergotherapeutischen Quellen beschrieben (Quintana, 2008; Warren, 2006; Zoltan, 2007). Außerdem sind alle oben genannten Faktoren in der Brain Injury Visual Assessment Battery for Adults (biVABA; Warren, 1998) enthalten, einem umfassenden Assessment der visuellen Funktionsfähigkeit, das aus mehreren separaten, einzeln entwickelten Sreening-Instrumenten besteht. Viele Instrumente des biVABA wurden von Augenärzten und Optometristen entwickelt und wurden psychometrisch getestet (Warren, 1998). Das biVABA ist nach der visuell-perzeptiven Hierarchie von Warren (1993a, 1993b) aufgebaut, bei der die Sehschärfe (einschließlich der Kontrastsensitivität), das Gesichtsfeld und die Kontrolle der Augenbewegungen die Basis dieser Pyramide bilden.

Weil diese visuellen Fertigkeiten grundlegend sind, verursachen Beeinträchtigungen auf dieser Ebene Schwierigkeiten bei höheren visuellen Verarbeitungsfertigkeiten, z. B. bei visueller Aufmerksamkeit, Scannen, Mustererkennung, visuellem Gedächtnis und Visuokognition (Warren, 1993a, 1993b). Daher ist die Überprüfung von Sehschärfe, Gesichtsfeld und Steuern der Augenbewegungen ein wichtiger Bestandteil der Evaluation einer Person, die sich mit einer Sehbeeinträchtigung vorstellt. Beispiele für Assessment-Instrumente finden sich in Tabelle 3-2.

Außer der Sehfunktion muss die Ergotherapeutin die mentalen Funktionen einer Person mit Sehbeeinträchtigung untersuchen. Aufmerksamkeit, Gedächtnis, Ordnen, Problemlösen und Beurteilen sind u. a. wesentliche kognitive Fertigkeiten, die einem älteren Menschen ermöglichen, sich dem Verlust der Sehfähigkeit anzupassen. Daher wird die Evaluation dieser Faktoren die Gesamtevaluation dieses Menschen fördern und der Ergotherapeutin entscheidende Informationen liefern, die für die Interventionsplanung nützlich sind. Das Erheben des kognitiven Status kann mit einem Screening-Instrument wie dem Mini-Mental State Examination (Folstein, Folstein, & McHugh, 1975) oder dem Montreal Cognitive Assessment (Nasreddine, 2011) beginnen und wenn nötig mit tiefer gehenden Instrumenten wie dem Loewenstein Occupational Therapy Cognitive Assessment (Itzkovish et al., 1990) oder dem Cognitive Assessment of Minnesota (Rustad et al., 1993) vervollständigt werden.

Schließlich sollten auch sensorische Funktionen als Teil des ergotherapeutischen Assessments älterer Menschen mit Sehbeeinträchtigung überprüft werden. Wie die Kognition spielt auch die Sinneswahrnehmung eine wichtige Rolle beim Anpassen an den Verlust der Sehfähigkeit, weil taktile Wahrnehmung und das Hören als Ersatz bei Aufgaben fungieren können, die zuvor hauptsächlich mithilfe des visuellen Systems ausgeführt wurden. Daher ist die Kenntnis, ob diese Systeme intakt, beeinträchtigt oder nicht vorhanden sind, ein wichtiger Teil des Gesamtassessments.

3.3.6 Performanzmuster

Als *Performanzmuster* bezeichnet man das Verhalten bei üblichen alltäglichen Aktivitäten (AOTA, 2008). Dazu gehören Gewohnheiten, Routinen, Rituale und Rollen. Diese Gewohnheiten und Routinen können sich entweder positiv auf Betätigungsperformanz auswirken oder sie behindern.

Ältere Menschen mit Sehbeeinträchtigung verlassen sich auf Gewohnheiten und Routinen, um selbstständig zu bleiben. Zum Beispiel legt eine Person routinemäßig einen Gegenstand an eine bestimmte verlässliche Stelle; dadurch kann sie sich mehr auf ihr Gedächtnis als auf das Sehen verlassen, um den Gegenstand wiederzufinden. Diese Routine erlaubt der Person, selbstständig zu bleiben, und sie wird nicht so leicht frustriert. Wenn im Gegensatz dazu eine Person ihre Medikamente ohne ein feststehendes organisatorisches System am Küchentisch einnimmt, kann es zu falscher Medikamenteneinnahme kommen. Indem die Ergotherapeutin die derzeitigen Performanzmuster durch Interviews und Beobachtung des Klienten in bestimmten Betätigungsbereichen evaluiert, lernt sie dessen Gewohnheiten, Routinen, Rituale und Rollen kennen und versteht, ob sich diese günstig auf Betätigungsperformanz auswirken oder sie behindern.

3.3.7 Kontext und Umwelt

Ergotherapeuten wissen um den Einfluss kultureller, persönlicher, zeitlicher, virtueller, physischer und sozialer Kontextfaktoren auf Betätigungen und Aktivitäten. Umweltfaktoren, die die Betätigungsperformanz älterer Menschen mit Sehbeeinträchtigung unterstützen oder behindern, sollten während des gesamten Evaluations- und Interventionsprozesses ermittelt werden. Die Anzahl der standardisierten Assessments, die sich speziell auf den Kontext älterer Menschen mit Sehbeeinträchtigung richten, ist begrenzt. Daher muss die Evaluation des Kontextes größtenteils informell erfolgen.

Kultureller Kontext
Zum kulturellen Kontext gehören die vom Klienten und seiner kulturellen Gruppe akzeptierten Sitten, Überzeugungen, Aktivitätsmuster, Verhaltensstandards und Erwartungen. Einige dieser Performanzmuster können für einen älteren Menschen mit Sehbeeinträchtigung schwierig sein (z. B. Hände schütteln beim Begrüßen; Blickkontakt aufnehmen, wenn man mit jemandem spricht). Ergotherapeuten verhalten

sich kultursensibel, indem sie sich bewusst und sensibel gegenüber den Überzeugungen des Klienten zu Gesundheit zeigen und wissen, wie die Kultur die üblichen Aktivitätsmuster des Klienten und seine Betätigung beeinflussen kann. Wenn die Ergotherapeutin sich kultursensibel verhält, bezieht sie die Werte, Überzeugungen, den Lebensstil und Bräuche des Klienten in einen für beide akzeptablen Behandlungsplan ein.

Persönlicher Kontext
Persönliche Merkmale wie Geschlecht, sozioökonomischer Status, Alter und Bildungsniveau werden alle in die Evaluation und die Intervention mit einbezogen. Diese Praxisleitlinie ist zwar speziell für die Rehabilitation der Population älterer Menschen mit Sehbeeinträchtigung erstellt, eine Beeinträchtigung der Sehfähigkeit kann jedoch jederzeit im Leben eines Menschen auftreten. Deshalb ist es wichtig, diese persönlichen Kontextfaktoren zu berücksichtigen, um dem kulturellen Hintergrund und Alter entsprechende Assessments und Interventionen anzubieten.

Der sozioökonomische Status kann Assessment und Intervention beeinflussen. Zum Beispiel werden üblicherweise empfohlene Hilfsmittel oder Adaptationen für ältere Menschen mit Sehbeeinträchtigung von den meisten Kostenträgern nicht erstattet und müssen daher selbst bezahlt werden. Man muss deshalb die potenziellen Barrieren für den Zugang zu Dienstleistungen oder empfohlenen Hilfsmitteln kennen und entweder Alternativen suchen oder sich für den Klienten einsetzen, damit er die notwendigen Hilfsmittel oder Dienstleistungen erhält.

Zeitlicher Kontext
Der *zeitliche Kontext* kann sich auf den Zeitpunkt im Leben einer Person beziehen, an dem der Verlust der Sehfähigkeit aufgetreten ist, etwa das Erwachsenenalter, aber auch auf das Stadium, in dem er sich gerade befindet, was die Entscheidung für die Auswahl von Evaluationsinstrumenten und Interventionen beeinflusst, weil die Phase der Anpassung oder der Bereitschaft zu Assessment und Intervention variieren kann. Das Alter, in dem die Sehbeeinträchtigung begann, kann sich auch auf die Entscheidungsfindung zu Assessment und Intervention auswirken. Zum Beispiel kann eine Person, der mit 12 Jahren die Diagnose Retinitis Pigmentosa gestellt wurde, jetzt mit dieser Behinderung älter werden und könnte nun mit Schwierigkeiten wie Arthritis oder Diabetes zu kämpfen haben. In diesem Fall könnten bisherige Strategien zur Mobilität in der Gemeinde wie die Nutzung eines Taststocks jetzt wegen arthritischer Beschwerden in Hand und Handgelenk oder peripherer Neuropathie durch Diabetes schwieriger werden.

Physischer Kontext
Der physische Kontext ist ein wichtiger Teil der Evaluation eines älteren Menschen mit Sehbeeinträchtigung. Die Ergotherapeutin evaluiert diesen Kontext bezüglich Förderfaktoren und Barrieren für die Performanz des Klienten. Die häusliche Umwelt des Klienten, seinen Arbeitsplatz und die normalerweise von ihm genutzten Orte in der näheren Umgebung zu evaluieren, ist wichtig, um die Beteiligung an Betätigungsperformanz zu unterstützen.

Beim Assessment der physischen Umwelt muss man bedenken, dass es sich um eine alternde Population handelt. Außer dem traditionellen Wohnungs- und Umweltassessment sollten die Komponenten der Evaluation im physischen Kontext auch Folgendes umfassen:

- *Beleuchtung*: mit dem Altern verändert sich das Auge, wodurch stärkere Beleuchtung erforderlich wird. Durchschnittlich braucht ein älterer Mensch drei- bis viermal helleres Licht als ein jüngerer (Figueiro, 2001). Wenn man Beleuchtung und Beleuchtungsniveau untersucht, sollte man berücksichtigen, wo sich das Licht befindet (Ist es ein Raum- oder ein Arbeitslicht?), die Anzahl und Position der Lichtquellen, mögliche Blendung (Fenster, Beschichtung und hochglänzende Flächen), den Kontrast zwischen Vorder- und Hintergrund und die Qualität des Lichts (Ist das Licht gleichmäßig? Um welche Art von Licht handelt es sich?). Zum genauen Messen der Lichtstärke wird ein Lichtmesser empfohlen. Für zuhause wird eine Raumbeleuchtung von 300 bis 500 Lux als passend angesehen, aber aufgabenspezifische Beleuchtung sollte mindestens 1000 Lux haben (Boyce & Sanford, 2000; Figueiro, 2001). Das Home Environment Lighting Assessment (Perlmutter, 2013) kann beim genauen Untersuchen der Beleuchtung vor dem Hintergrund der funktionellen Aktivitäten, denen der Klient an unterschiedlichen Stellen in seiner Wohnung nachgeht, nützlich sein.
- *Kontrast*: Ebenso wie die Untersuchung der Beleuchtung gehört das Untersuchen des Kontrasts zu den wichtigsten Punkten der Evaluation in der Umwelt des Klienten. Zum Beispiel hat ein Badezimmer oft weiße Wände, einen weißen Boden, eine weiße Badewanne, eine weiße Toilette,

weiße Handtücher und weiße Hilfsmittel, was es für den älteren Menschen mit Sehbeeinträchtigung schwermacht, die Gegenstände voneinander zu unterscheiden. Das Badebrett in der Wanne oder den Wannenrand vor dem Fußboden und den Wänden zu erkennen, kann problematisch werden. Ebenso kann es in der Küche schwierig sein, die Stellknöpfe am Herd oder der Mikrowelle oder die Zutatenliste auf der Verpackung von Lebensmitteln zu lesen.

- *Ordnung*: Die Ergotherapeutin sollte als Teil des Assessments der physischen Umwelt untersuchen, ob der ältere Mensch mit Sehbeeinträchtigung Ordnungsstrategien hat. Dabei kann sie Beobachtung als eine Methode einsetzen, um den Grad an Strukturiertheit in der gesamten häuslichen Umwelt zu ermitteln. Zum Beispiel kann die Beobachtung der Strategien, mit denen jemand in den Küchenschränken, den Kleiderschränken oder in den Schubladen im Bad Ordnung hält, nützliche Informationen bieten, um die Art von Strategien zu verstehen, die der ältere Mensch bereits eingesetzt hat. Ist die Beobachtung der physischen Umwelt nicht praktikabel, kann die Person selbst über ihre Strategien berichten, die sie zuhause nutzt oder auch nicht nutzt, um ihre Alltagsbetätigungen auszuführen.

Ergotherapeuten sind durch ihr Wissen um den Einfluss der Umwelt auf die Betätigungsperformanz gut gerüstet, die Umwelt zu untersuchen.

Sozialer Kontext
Zum *sozialen Kontext* gehört das soziale Netzwerk von Freunden, Familie, Gruppen und Organisationen, mit denen der Klient in Kontakt steht. Diese sozialen Beziehungen erwarten Interaktion, aber für einen älteren Menschen mit Sehbeeinträchtigung kann es schwierig sein, im sozialen Umfeld zurecht zu kommen. Probleme, den praktischen oder interaktiven Regeln der sozialen Umwelt zu folgen, können zu sozialer Isolation beitragen (z. B., wenn die Menschen nonverbale Kommunikation und auch die Gesichter der Menschen in der sozialen Umwelt nicht erkennen können). Manche Klienten haben sich von Familie und Freunden zurückgezogen, weil sie damit zu kämpfen haben, ihre sozialen Rollen aufrecht zu erhalten (z. B. gehen sie nicht mehr zum Bingo oder zum Kartenspielen, weil sie die Karten nicht lesen können; oder sie treffen sich nicht mehr mit anderen zum Mittagessen, weil sie die Speisekarte nicht lesen können oder Angst haben zu stürzen).

Virtueller Kontext
In der *virtuellen Umwelt* geschieht die Kommunikation durch den Äther oder den Computer, ohne physischen Kontakt. Hilfsmittel wie Bildschirmlesegeräte, Telefone mit Spracherkennung oder Bücher auf Band oder CD können als Kompensation für den Verlust der Sehfähigkeit zur Unterstützung der Betätigungsperformanz dienen (Jutai, Strong & Russell-Minda, 2009). Ergotherapeuten müssen eventuell evaluieren, wie der Klient bisher Technologien zur Interaktion in der virtuellen Umwelt genutzt hat (Anwendung und Kompetenz bei E-Mail und Textnachrichten, Nutzung von Chaträumen). Die Sicherheit und Zufriedenheit des Klienten im Umgang mit Instrumenten der virtuellen Umwelt können die Ergotherapeutin bei der Auswahl von Hilfsmitteln in der Interventionsphase leiten (z. B. unterschiedliche Arten von Bildschirm-Vergrößerungssoftware/Vorlesesoftware etc. von Ai Squared, Manchester Center, VT; JAWS Screen Reading Software von Freedom Scientific, St. Petersbury, FL; Dragon Naturally Speaking von Nuance Communications, Burlington, MA).

3.3.8 Aktivitätsanforderungen

Ob ein Klient fähig ist, eine Aktivität auszuführen, hängt nicht nur von den Performanzfertigkeiten, den Performanzmustern und den Klientenfaktoren der Person ab, sondern auch von den Anforderungen, die die Aktivität selbst an die Person stellt. Zu den Anforderungen einer Aktivität gehören die zur Ausführung benötigten Werkzeuge, der nötige Platz und die sozialen Anforderungen der Aktivität sowie die erforderlichen Aktionen und Performanzfertigkeiten, um sich an der Aktivität zu beteiligen.

Viele ältere Menschen mit Sehbeeinträchtigung müssen vergrößernde Sehhilfen (Mikroskope, Hand- und Standlupen, Teleskope), Hilfsmittel (elektronische Vergrößerung, Computersoftware) oder beides nutzen, um ADLs und IADLs auszuführen. Diese Geräte erfordern, dass die Person weiß, wie sie genutzt werden, dass sie die motorische Fähigkeit, Kraft und Ausdauer hat, um mit ihnen umzugehen, und dass sie die entsprechende Sehfunktion hat, um sie anzuwenden. Außerdem ist es wegen der vergrößernden Sehhilfen, der Beleuchtung und anderer Anforderungen oft nötig, für eine bestimmte Aufgabe eine spezielle Umwelt zu schaffen. Zum Beispiel kann es notwendig sein, einen Lese- und Schreibbereich einzurichten, der angemessen beleuchtet werden kann (z. B. eine Schwanenhalslampe auf der Arbeitsfläche), eine richtige Positionierung ermöglicht (z. B. eine ebene Fläche, um das feststehende Vergrößerungsglas flach auf die Lesefläche zu richten) und ausreichend Platz zur erfolgreichen Fertigstellung der Aufgabe bietet.

3.3.9 Überlegungen zum Assessment

Die meisten Ergotherapeuten sind nicht auf Sehbeeinträchtigung spezialisiert, sondern sie bemerken den Einfluss einer Sehbeeinträchtigung auf die Betätigungsperformanz ihrer Klienten als Folge anderer Befunde. Eine Person hat als Hauptdiagnose Sehbeeinträchtigung, wenn ein Gesundheitsproblem wie AMD die Beeinträchtigung des Sehens verursacht. Dagegen hat eine Person die Nebendiagnose Sehbeeinträchtigung, wenn z. B. Langzeit-Diabetes, der zu diabetischer Retinopathie führt, die Beeinträchtigung verursacht (möglicherweise zusätzlich zu anderen sekundären Diagnosen wie periphere Neuropathie).

Interventionsstrategien, die bei einem älteren Menschen mit Sehbeeinträchtigung effektiv sind, wie tastbare Markierungen zur Objekterkennung, können für einen anderen älteren Menschen mit multiplen Beeinträchtigungen, wie eingeschränktes Gesichtsfeld kombiniert mit peripherer Neuropathie, weniger hilfreich sein. Daher ist es wichtig, die der Diagnose Sehbeeinträchtigung zugrundeliegende Pathologie zu beachten.

Außerdem haben ältere Menschen oft mehrere Erkrankungen gleichzeitig, die sich nicht nur auf die Beteiligung an Betätigungen auswirken können, sondern auch auf Assessment und Intervention. Es ist wichtig, sich der Auswirkungen von Ko-Morbidität, Nebendiagnosen und ähnlicher Probleme auf die Person und auf deren Betätigungsperformanz bewusst zu sein und sie zu verstehen. Bei der Arbeit mit einer Person mit sowohl AMD als auch Morbus Parkinson und moderater Demenz kann sich zum Beispiel das Verständnis der Therapeutin für die primäre Diagnose und die begleitenden Erkrankungen auf das klinische Reasoning in Bezug auf Assessment und Interventionsstrategien auswirken. Da durch Morbus Parkinson meist ein Tremor hervorgerufen wird, würde die Therapeutin Handlupen vermeiden; oder in dem Wissen, dass es für Menschen mit Demenz schwierig ist, etwas Neues zu lernen, würde sie eine Anpassung der Umwelt einer elektronischen Vergrößerung vorziehen.

Durch Sehbeeinträchtigungen beider Augen, beeinträchtigte Tiefenwahrnehmung, Gesichtsfeldeinschränkungen, eine allgemeine Abnahme der Sehschärfe und verminderte Kontrastsensitivität besteht ein erhöhtes Risiko für Defizite bei Mobilität und Gleichgewicht und auch für Stürze (Coleman et al., 2004; Ivers, Cumming, Mitchell, Simpson & Peduto, 2003; Lee & Scudds, 2003; Lord & Dayhew, 2001). Allgemeine Assessments des Gleichgewichts und der Koordination können wie in anderen Bereichen der Ergotherapie auch bei dieser Population eingesetzt werden, um die Sicherheit des Klienten bei Aufgaben mit diesen Klientenfaktoren zu messen (siehe Tabelle 3-2).

Außer dem Aspekt der Sicherheit ist es zusätzlich wichtig zu verstehen, wie sich das Sehen auf die Lebensqualität einer Person auswirkt. Zusätzliche Assessment-Instrumente können genutzt werden, um die mit dem Sehen verbundene Lebensqualität zu messen (Mangione et al., 2001; Wolffsohn & Cochrane, 2000). Der Low Vision Quality-of-Life Questionnaire ist ein Messinstrument mit 25 Items, das der Klient selbst ausfüllt. Damit können Beeinträchtigungen der Lebensqualität, die mit dauerhafter Beeinträchtigung des Sehens einhergehen, untersucht und die Wirksamkeit von Rehabilitation bei Sehbeeinträchtigung bezüglich der Lebensqualität gemessen werden (Wolffsohn & Cochrane, 2000). Ein ähnliches Instrument, der National Eye Institute Visual Function Questionnaire, wurde ebenfalls zur Messung der Lebensqualität, die mit dem Sehen zusammenhängt, entworfen (Mangione et al., 2001). Er ist eine kürzere Version des ursprünglich 51 Items umfassenden Assessments, die entwickelt wurde, da sie in klinischen Settings aufgrund der geringeren Dauer besser genutzt werden kann; sie wird als Interview durchgeführt (Mangione et al., 2001). Beide Assessments sind auf Reliabilität und Validität getestet und haben bewiesen, dass sie als Instrumente im klinischen Setting angemessen sind (Mangione et al., 2001; Wolffsohn & Cochrane, 2000).

Therapeuten müssen unbedingt ihre Erfahrungen mit Assessments und ihre klinische Urteilsfähigkeit einsetzen, um zu entscheiden, welches Assessment für welchen Klienten zu einem bestimmten Zeitpunkt auszuwählen ist. Diese sorgfältige Auswahl von Assessments ergibt die wertvollsten Daten und vermeidet, den Klienten mit überbordenden Anforderungen für die Assessments zu bombardieren. Wenn die Therapeutin den typischen Verlauf und die Prognose von Augenerkrankungen versteht, kann ihr dies helfen festzulegen, wann sie am besten auf verschiedene Betätigungskomponenten des Klienten eingeht und welche Art von Assessment sie einsetzt.

3.4 Intervention

Ergotherapeutische Intervention kann im gesamten Verlauf der Diagnose Sehbeeinträchtigung erfolgen, je nachdem, wie sich die Bedürfnisse verändern. Die Intervention, die von den bei der Evaluation über den Klienten erhaltenen Informationen geleitet wird, umfasst eine Reihe von Ansätzen und nutzt:
- Vorbereitende Maßnahmen (d.h. vom Therapeuten ausgewählte Methoden und Techniken, die den Klienten auf Betätigungsperformanz vorbereiten, wie exzentrisches Sehtraining oder Üben zu Scannen/Sakkadentraining)
- Zielgerichtete Interventionen (d.h. speziell ausgewählte Aktionen, mit denen der Klient Fertigkeiten zur Förderung der Beteiligung an Betätigung entwickeln kann, wie Rollenspiele zu sozialen Situationen oder in simulierter Umwelt das Einkaufen üben) und
- Betätigungsbasierte Interventionen (d.h. klientengerichtete Betätigungen im realen Kontext, die zu den festgelegten Zielen passen, wie Briefe oder Bilanzen mit einer Sehhilfe lesen, oder mithilfe von Strategien, die die Lesbarkeit fördern, eine Einkaufsliste schreiben).

Dabei kann sich der Fokus verschieben zwischen Herstellen, Wiederherstellen oder Erhalt der Betätigungsperformanz, Modifizieren der Umwelt oder des Kontexts und der Aktivitätsanforderungen oder -muster oder dem Verhindern von weiterer Behinderung und Betätigungsproblemen.

3.4.1 Interventionsplan

Als Teil des ergotherapeutischen Prozesses entwickelt die Ergotherapeutin einen Interventionsplan, der Folgendes berücksichtigt:
- Die Ziele des Klienten, seine Werte und Überzeugungen, seine Gesundheit und sein Wohlbefinden
- Performanzfertigkeiten und Performanzmuster des Klienten
- Den gemeinsamen Einfluss von Kontext und Umwelt, Aktivitätsanforderungen und Klientenfaktoren bei der Performanz des Klienten
- Den Kontext der Dienstleistung, in dem die Intervention stattfindet (z.B. Erwartungen der Dienstleister und der pflegenden Angehörigen, Ziele/Zielsetzung der Organisation, Anforderungen des Kostenträgers, maßgebliche Regelungen/Vorschriften; AOTA, 2008).

Der Interventionsplan skizziert und leitet die Aktionen der Therapeutin und basiert auf der besten verfügbaren Evidenz für die festgesetzten Ziele.

Sobald die Therapeutin die Ziele gemeinsam mit dem Klienten oder dessen Familie festgelegt hat, bestimmt sie die Interventionsansätze, die sich am besten eignen, diese Ziele zu erreichen. Manche Ansätze können zu einem gegebenen Zeitpunkt besser geeignet sein als andere. Von Ergotherapeuten werden folgende Ansätze genutzt:
- *Vorbeugen*: ein Interventionsansatz für Klienten mit oder ohne Behinderung, die Gefahr laufen, Probleme im Bereich der Betätigungsperformanz zu entwickeln (Dunn, McClain, Brown & Youngstrom, 1998), zum Beispiel Intervention zum Verhindern von Stürzen, weil Menschen mit Sehbeeinträchtigung ein erhöhtes Sturzrisiko haben
- *Erlernen und wiederherstellen*: ein Interventionsansatz zur Änderung der Variablen eines Klienten, um eine noch nicht vorhandene Fertigkeit oder Fähigkeit zu erlernen oder eine Fertigkeit oder Fähigkeit wiederherzustellen, die beeinträchtigt ist (Dunn et al., 1998); für diese Population muss die Ergotherapeutin sorgfältig unterscheiden zwischen dem Erlernen einer neuen Fertigkeit und dem Wiedererlernen einer Fertigkeit oder Fähigkeit, die beeinträchtigt ist (z.B. kann eine Person eine neue Fertigkeit wie exzentrisches Sehen erlernen, aber dies ist nicht zu verwechseln mit der Wiederherstellung der Sehfunktion)
- *Aktivitätsanforderungen und den Kontext modifizieren*: ein Ansatz, in dem Aktivitäten ausgeführt werden, um sichere selbstständige Performanz wertgeschätzter Aktivitäten trotz der motorischen, kognitiven oder perzeptiven Einschränkungen zu unterstützen; zum Beispiel die häusliche Umwelt anpassen durch stärkere Beleuchtung, Farbkontraste und bessere Ordnung
- *Einen gesunden, zufriedenstellenden Lebensstil schaffen und fördern*: ein Ansatz, der die regelmäßige Einnahme von Medikamenten, angemessene Ernährung, ein angemessenes Ausmaß sportlicher Aktivitäten und befriedigende Beteiligung an sozialen Beziehungen und Aktivitäten umfasst. Dafür dienen bereichernde Kontext- und Aktivitätserfahrungen, die die Performanz aller Menschen im natürlichen Kontext des Lebens fördern (Dunn et al., 1998). Zum Beispiel kann ein Klient lernen, sich durchgehend mit UV-Filtern oder einem Hut mit breiter Krempe vor der Sonne zu schützen.

- *Performanz und Gesundheit erhalten:* ein Ansatz, der bei älteren Menschen mit Sehbeeinträchtigung genutzt wird, um zum Beispiel dafür zu sorgen, dass ein älterer Mensch mit diabetischer Retinopathie exakt und regelmäßig seine Medikamente einnehmen kann.

Ergotherapeuten denken auch über Interventionsformen nach, wenn sie den effektivsten Behandlungsplan für einen bestimmten Klienten festlegen wollen. Mögliche Arten von Intervention sind der therapeutische Einsatz der eigenen Person, der therapeutische Einsatz von Betätigungen und Aktivitäten, der auch vorbereitende Methoden und bedeutsame und betätigungsbasierte Aktivitäten einschließt, sowie Beratung und Schulung. Obwohl alle Formen ergotherapeutischer Intervention mit allen Ansätzen verwendet werden, ist der therapeutische Einsatz der eigenen Person (d.h. der Einsatz der eigenen Persönlichkeit, Wahrnehmung und Beurteilung; AOTA, 2008) ein übergreifendes Konzept, das bei jeder therapeutischen Interaktion erwogen werden sollte. Der therapeutische Einsatz der eigenen Person ist eine grundlegende Verantwortung der Therapeutin und Ergotherapie-Assistentin wie auch aller Mitglieder des multidisziplinären Teams.

4 Best Practice und Zusammenfassungen der Evidenz

Die folgenden Abschnitte enthalten sowohl eine Übersicht über spezifische Interventionen als auch die Ergebnisse systematischer Reviews von Ergotherapie für ältere Menschen mit Sehbeeinträchtigung. Mit Hilfe eines Standardprozesses wurde Literatur zur praktischen Arbeit mit diesen Menschen gesucht und bewertet. Dieser Prozess wird in **Anhang C** zusammengefasst. Die hier vorgestellten wissenschaftlichen Studien sind *Level-I* randomisierte kontrollierte Untersuchungen, *Level-II-Studie*n, bei denen die Zuordnung zu Behandlungs- oder Kontrollgruppe nicht randomisiert wurde (Kohortenstudie), und *Level-III-Studien* ohne Kontrollgruppe. In diesem systematischen Review wurde Evidenz für die ergotherapeutische Arbeit genutzt, um eine bestimmte Frage zu beantworten. Alle Studien, die für diesen Review gefunden wurden – auch die in diesem Abschnitt nicht speziell beschriebenen – sind vollständig in den Evidenztabellen in **Anhang D** zitiert und zusammengefasst. Dem Leser wird empfohlen, für nähere Einzelheiten die vollständigen Artikel zu lesen.

Für jeden Interventionsbereich wurden übereinstimmende Ergebnisse aus zwei oder mehr Level-I-Studien als starke Evidenz angesehen, und übereinstimmende Ergebnisse aus einer Level-I-Studie plus mehr als zwei Studien mit geringerem Evidenzlevel wurden als moderate Evidenz eingeordnet (U.S. Preventive Services Task Force, 2008). Wurden nur eine Level-I-Studie oder übereinstimmende Ergebnisse in mehreren Studien mit niedrigerem Level gefunden, wurden diese Interventionen als geringe Evidenz gewertet (U.S. Preventive Services Task Force, 2008). Ergebnisse aus Studien, die einander widersprachen, wurden als uneinheitliche Evidenz bezeichnet.

4.1 Implementierung der Intervention

Bisher kann eine Sehfunktion, die aufgrund von AMD, diabetischer Retinopathie oder Glaukom verloren wird, nicht wiederhergestellt werden. Daher besteht für Menschen mit Sehbeeinträchtigung das Ziel einer Rehabilitation darin, den Klienten beizubringen, das visuelle Defizit dadurch zu kompensieren, dass sie ihre Fähigkeit erhöhen, Alltagsaufgaben selbstständig auszuführen. Dies kann dadurch erfolgen, dass sie die Aufgaben durch den Einsatz von Hilfsmitteln, Strategien, vergrößernden Sehhilfen oder technischen Hilfen verändern. Ebenso durch das Anpassen der Umwelt, durch stärkere Beleuchtung und Umweltanpassungen oder durch das Anpassen der Fähigkeiten einer Person mit Hilfe von Training zum bewussten Umgang mit einem Gesichtsfeldausfall und zum exzentrischen Sehen.

Um den Sehverlust zu kompensieren und weiterhin seinen selbstgewählten Betätigungen nachzugehen, muss der ältere Mensch mit Sehbeeinträchtigung zunächst für sich akzeptieren, dass die Beeinträchtigung von Dauer ist, und er muss herausfinden, welche Betätigungsbereiche dadurch betroffen sind. Manche Betroffene erkennen wegen der Wahrnehmungsvervollständigung oder wegen der Tendenz des Gehirns, fehlende Informationen zu ergänzen, nicht klar, dass sie eine Sehbeeinträchtigung haben. Wenn ein Klient sich der Beeinträchtigung des Sehens nicht bewusst ist, kann er die Vorteile einer Intervention nicht verstehen oder erkennen, und er würde einen Interventionsplan deshalb nur bedingt befolgen. Daher ist das Vermitteln von Wissen während des gesamten Rehabilitationsprozesses besonders wichtig. Klient und Angehörige müssen die Form der Augenerkrankung oder des Zustands des Auges sowie die Prognose und zugehörigen Symptome verstehen. Außerdem muss der Klient während des gesamten Rehabilitationsprozesses durchgehend über die Interventionsstrategien, die das Beteiligen an Betätigungsperformanz erleichtern, informiert werden. Durch fortlaufende Wissensvermittlung und Instruieren zu aktivem Problemlösen können die Menschen das Gefühl, die Situation im Griff zu haben, wiedererlangen (Dahlin Ivanoff, Sonn & Svensson, 2002; Rovner & Casten, 2008).

Hat ein älterer Mensch erst einmal verstanden, dass bei ihm eine Beeinträchtigung des Sehens vorliegt, kann er diese mit mehreren Strategien kompensieren. Solche Strategien können Folgendes umfassen:
- Fertigkeiten entwickeln wie exzentrisches Sehen oder Sehen mit dem bevorzugten retinalen Fixationsort oder mit Strategien zum Scannen
- Training mit optischen oder elektronischen Vergrößerungsgeräten; Hilfsmittel
- Training in der Anwendung nicht auf das Sehen bezogener Strategien
- Anwendung von Strategien, die die visuelle Wahrnehmung ersetzen (taktile und auditive)
- Ordnungsstrategien optimieren
- Die Umwelt anpassen
- Training sinnvoller Strategien zur Mobilität in der Gemeinde
- Aktives Problemlösen erlernen
- Unterstützung bei Anträgen für benötigte Hilfsmittel, Anpassungen in der Umwelt oder andere Dienstleistungen
- Training im Nutzen von gemeindenahen Ressourcen
- Überweisung
- Routinen und Gewohnheiten.

Jede dieser Strategien wird noch einzeln besprochen. Man muss jedoch verstehen, dass einige dieser Strategien kombiniert eingesetzt werden, um einen umfassenden Plan zu erhalten, damit der Klient den Tag über an wertgeschätzten Betätigungen teilhaben kann. Man muss auch bedenken, dass viele der Strategien ebenso als kognitive Strategien angesehen werden können, weil sie erfordern, dass der Klient Kognitionskomponenten wie Problemlösen, Erinnern, Sequenzieren, Gedächtnis und Beurteilen einsetzen muss.

4.1.1 Training visueller Fertigkeiten

Ältere Menschen mit peripherer oder zentraler Gesichtsfeldbeeinträchtigung können Techniken erlernen, mit denen sie das Bewusstsein für ihr Gesichtsfeld steigern können. Für peripheren Gesichtsfeldverlust kann eine strukturierte Methode des visuellen Scannens gelehrt werden, um die Aufmerksamkeit und Reaktion auf die Umwelt zu verbessern und die Sicherheit zu erhöhen. Ein strukturiertes Muster für das Scannen, wie von links nach rechts, von oben nach unten oder das Nutzen von Ankern (z. B. ein gut sichtbarer Hinweis an der Startposition oder am linken oberen Rand einer Seite) kann beim Lesen oder bei funktionellen Aufgaben hilfreich sein. Außerdem kann das Einbeziehen von sensomotorischen Aktivitäten in den Kontext einer Aufgabe (z. B., dass die Person in der Küche nach einer Dose greift, während sie die Regale scannt) einen besseren Alltagstransfer anbahnen (Quintana, 2008; Warren, 1993b).

Bei zentralem Gesichtsfeldverlust kann exzentrisches Sehtraining dem älteren Menschen ermöglichen, einen anderen Sehbereich oder den bevorzugten retinalen Fixationsort einzusetzen, um das verbliebene Sehvermögen optimal zu nutzen. Exzentrisches Sehen fängt damit an, dass der ältere Mensch sich seines Gesichtsfeldausfalls bewusst wird. Gesichtsfeldausfälle können mit Hilfe eines Zifferblattes anschaulich dargestellt werden (siehe **Abbildung 4-1**). Wenn der Gesichtsfeldausfall ermittelt, abgebildet und verstanden wurde, kann der ältere Mensch lernen, den Gesichtsfeldausfall zu umgehen, indem er in Richtung des Skotoms sieht. Dadurch kann gesundes Netzhautgewebe den betrachteten Gegenstand wahrnehmen. Exzentrisches Sehen und der bevorzugte retinale Fixationsort können für Aufgaben im Fern- und im Nahsichtbereich genutzt werden. Zu beachten ist, dass kognitive Beeinträchtigung oder die Vorlieben des Klienten einschränkende Faktoren für exzentrisches Sehen als Interventionsstrategie sein können.

Laut Schuchard besteht das Ziel exzentrischen Sehtrainings darin, eine Person mit zentralem Gesichtsfeldausfall zu befähigen, einen anderen Bereich der Netzhaut (einen bevorzugten retinalen Fixationsort) als Fokus zu nutzen (2005). Ihm fiel auf, dass viele Menschen mit zentralem Gesichtsfeldausfall gar nicht wahrnehmen, dass der blinde Fleck überhaupt existiert. Daraus schloss er, dass Aufklärung über den Gesichtsfeldausfall sinnvoll ist, selbst wenn es nur den Zweck hat, mehr Einsicht in die Beeinträchtigung des Sehens zu erhalten. Er berichtete, dass Menschen, die sich ihrer Gesichtsfeldausfälle bewusst sind, „eher dazu neigen, genauere kompensatorische Augenbewegungen zu machen, um relevante visuelle Informationen zu suchen, zu finden und zu erkennen".

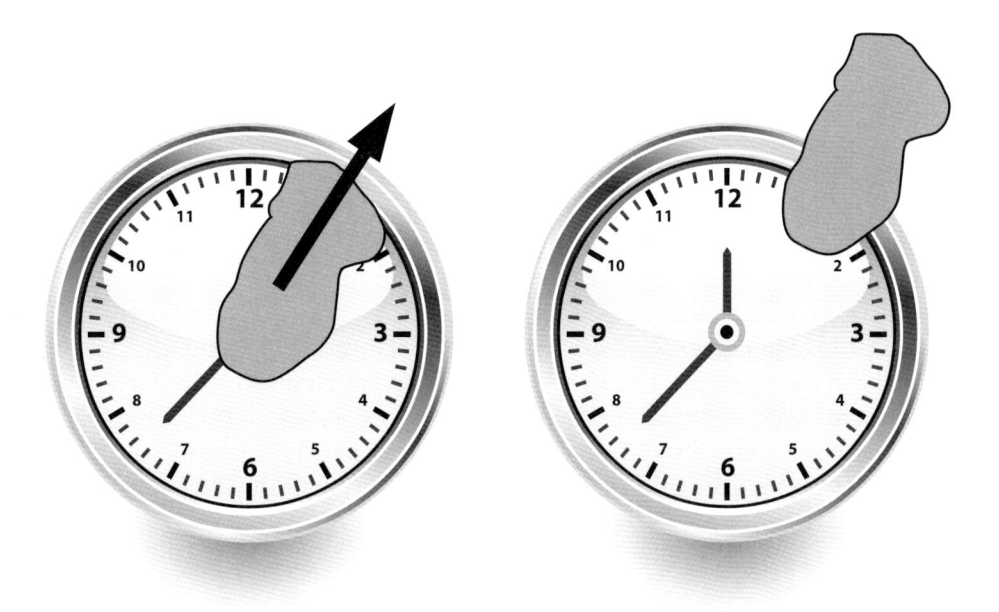

Abb. 4-1: Exzentrisches Sehtraining. Indem man in die Richtung des Skotoms sieht (Pfeil), wird das Skotom umgangen.

Obwohl die Forschung zu exzentrischem Sehen und zum bevorzugten retinalen Fixationsort bereichsübergreifender Natur ist, haben Crossland, Culham, Kabanarou und Rubin (2005) eine Langzeitstudie zur Entwicklung von bevorzugten retinalen Fixationsorten bei Menschen mit Makuladegeneration durchgeführt. Sie stellten fest, dass Menschen mit beidseitigem zentralen Gesichtsfeldausfall innerhalb von sechs Monaten von allein einen bevorzugten retinalen Fixationsort entwickeln, und viele von ihnen bilden nicht nur einen, sondern mehrere aus. Interessanterweise fanden Crossland und Kollegen auch, dass Menschen, die sich ihrer exzentrischen Sehstrategien nicht bewusst waren, tatsächlich schneller lesen konnten als Menschen, die bewusst einen bevorzugten retinalen Fixationsort statt ihrer Fovea (den Bereich des schärfsten Sehens) nutzten. Daher ist das Lesen oft besser, wenn der bevorzugte retinale Fixationsort automatisch eingesetzt wird, ohne sich dessen bewusst zu sein.

Zusammenfassung der Evidenz für das *Training visueller Fertigkeiten*
Im systematischen Review zum Training visueller Fertigkeiten untersuchten vier Studien die Auswirkung von Training spezieller Sehtechniken, einschließlich exzentrisches Sehen und Sehen mit einem oder beiden Augen, auf das Lesen älterer Menschen mit AMD (Frennesson, Jakobsson & Nilsson, 1995; Kabanarou & Rubin, 2006; Vukicevic & Fitzmaurice, 2005, 2009). Kabanarou und Rubin (2006) sowie Vukicevic und Fitzmaurice (2005) erbrachten einen Level-I-Nachweis, Vukicevic und Fitzmaurice 2009 einen Level-II-Nachweis und Frennesson und Kollegen 1995 einen Level-III-Nachweis. Diese Studien fanden nur begrenzte Evidenz, die das exzentrische Sehen mit spezieller Computer-Software für Nahsehen und ADLs stützt. Außerdem ist auch die Evidenz für exzentrisches Sehen in Kombination mit Instruktionen zu vergrößern nur eingeschränkt (Vukicevic & Fitzmaurice, 2005). Kabanarou und Rubin verglichen 2006 den Effekt des Sehens mit einem und beiden Augen. Sie fanden keine Evidenz, dass eine Technik besser ist als die andere. Wegen der kleinen Stichproben bei einigen dieser Studien wird weitere qualifizierte Forschung benötigt, um die Implementierung des exzentrischen Sehtrainings und anderen Sehtechniken für Menschen mit AMD und zentralem Gesichtsfeldausfall zu untermauern.

4.1.2 Vergrößerung

Vergrößerungsgeräte werden älteren Menschen mit einer Sehbeeinträchtigung häufig verschrieben, um sie bei der Erledigung von Aufgaben im nahen, mittelweiten und entfernten Sehbereich zu unterstützen. Manche handelsüblichen Großdruckbücher sind für einige Menschen mit Sehbeeinträchtigung zwar eine brauchbare Lösung, für andere reicht die Vergrößerung jedoch nicht, um frühere Aktivitäten und Beschäftigungen wiederaufzunehmen.

Viele Arten von Vergrößerung oder vergrößernde Sehhilfen sind erhältlich: Mikroskope (Nahbrillen mit

Überaddition), Standlupen, Handlupen, Teleskope und elektronische Vergrößerung. Jedes Gerät hat seine Vor- und Nachteile, die man kennen und abwägen muss, wenn man die beste Übereinstimmung zwischen einer Person, dem Gerät und der auszuführenden Aktivität bestimmen will, wie aus **Tabelle 4-1** ersichtlich. Die Ergotherapeutin muss für die richtige ergonomische Arbeitsplatzanpassung bei optischer und elektronischer Vergrößerung sorgen, weil sich gezeigt hat, dass die richtige Positionierung die Lesegeschwindigkeit und den Komfort bei Leseaufgaben erhöht (Watson, Ramsey, De l'Aune & Elk, 2004).

Mehrere Forschungsteams haben festgestellt, dass ältere Menschen mit Sehbeeinträchtigung mit Hilfe elektronischer Vergrößerung eine größere Steigerung bei der Lesegeschwindigkeit und Ausdauer erreichen als mit anderen Arten optischer Hilfen (Goodrich & Kirby, 2001; Goodrich, Kirby, Wagstaff, Oros & McDevitt, 2004; Peterson, Wolffsohn, Rubinstein & Lowe, 2003; Stelmack, Reda, Ahlers, Bainbridge & McCray, 1991). Allerdings lassen sich nicht alle Aktivitäten mit elektronischer Vergrößerung ausführen, und für manche Menschen verbieten sich diese Geräte aus Kostengründen. Nicht jeder hat also Zugang zu elektronischer Vergrößerung.

McIlwaine, Bell und Dutton untersuchten 1991 die Nutzung von entsprechenden Hilfsmitteln bei Menschen mit Sehbeeinträchtigung. Sie stellten fest, dass

Tabelle 4-1: Arten von vergrößernden Sehhilfen

Art des Geräts	Bandbreite	Pro	Kontra
Lupenbrillen (Nahbrille mit Überaddition)	Beidäugig, +1,00 D bis +14 D Einäugig, ≤ 64 D	Relativ (kosten)günstig Allgemein akzeptiert bei Geringer Stärke kosmetisch reizvoll, erlaubt einen großen Blickwinkel Tragbar	Bei großer Stärke ist die Brennweite zum Nahsehen eingeschränkt.
Standlupe (konvexe Linse, die auf den Brennpunkt eingestellt ist)	6 D bis 50+ D	Weil sie auf den Brennpunkt eingestellt ist, muss sie nicht gehalten werden Hat eine größere Brennweite Kostengünstig	Wegen der Größe nicht so gut transportierbar wie eine Handlupe Wenn nicht beleuchtet, weniger Licht wegen des Gehäuses Eine ergonomisch korrekte Einstellung muss sichergestellt werden, weil sie flach gehalten werden muss; Klient beugt sich oft beim Sehen vor.
Handlupe (konvexe Linse mit Griff, Brennpunkt der Linse muss eingehalten werden)	2 D bis 50+ D	Gut geeignet für Aufgaben, bei denen man etwas ausfindig machen muss Tragbar Kostengünstig	Brennweite muss von der Person eingehalten werden (zwischen Auge und Linse, zwischen Linse und Objekt).
Teleskop (Galilei oder Keppler; monokular oder binokular)	0,5 fach bis 20 fach	Gut geeignet, um Dinge aus großer Entfernung zu erkennen Kann auf nah- oder mittelweit entfernte Aufgaben angepasst werden Kann mit geringer Stärke umgedreht zwecks Gesichtsfeld-Awareness verwendet werden	Eingeschränktes Sichtfeld – eingeschränkte Tiefenschärfe
Elektronische Lupe (Bildschirmlesegerät)	bis zu 70-fache Vergrößerung	Gut für längeres Lesen, Schreiben und Freizeitaktivitäten Großes Spektrum an unterschiedlichen Stärken Beleuchtung und Kontrast können angepasst werden Großes Sichtfeld Als stationäre oder mobile Version erhältlich	Teuer Tragbarkeit Erfordert mehr Training als andere Geräte

D = *Dioptrie*, die Maßeinheit für die Brechungsstärke einer Linse

etwa ein Drittel der von einer Augenklink verordneten Sehhilfen nicht genutzt wurden, und dass die Hälfte der Klienten, die die Hilfsmittel besaßen, mit ihnen nicht zufrieden war. Als sie ihre Dienstleistung mit den anderen Programmen bei Sehbeeinträchtigung verglichen, stellten sie fest, dass letztere eine viel höhere Erfolgsrate hatten, weil die Klienten dieser Programme zusätzlich mehrere Trainingseinheiten zum Gebrauch der Hilfen und bei Bedarf auch einen Follow-up-Hausbesuch erhielten (McIlwaine et al., 1991).

Diese Ergebnisse stimmen mit denen von Humphry und Thompson überein, die 1986 festgestellt hatten, dass die Erfolgsquote bei der Nutzung von Hilfsmitteln nur 23 % bei denjenigen Personen betrug, die kein Training zum richtigen Gebrauch der Hilfen erhielten. Daher lässt die Forschung darauf schließen, dass die Erfolgsrate von Sehhilfen, die das Sehvermögen verbessern sollen, größer ist, wenn diejenigen, denen die Hilfen verordnet werden, auch in der richtigen Anwendung geschult werden.

Fok, Polgar, Shaw und Jutai untersuchten 2011 die Nutzung von vergrößernden Sehhilfen und Gründe für den Nichtgebrauch. Sie fanden heraus, dass ca. 30 % all dieser Sehhilfen nicht oder nicht mehr genutzt werden. Dies hing erstens damit zusammen, dass der Bedarf des Klienten beim Verordnen nicht genügend berücksichtigt worden war, zweitens mit Schwierigkeiten bei der Anwendung der Geräte oder mit einer schlechten Abstimmung zwischen dem Hilfsmittel und den Klientenfaktoren, drittens mit schlechtem Funktionieren der Hilfen oder damit, dass die Geräte nicht zu den Bedürfnissen des Klienten oder dessen Zielen passten, viertens mit der finanziellen, physischen oder psychologischen Zugänglichkeit der Hilfsmittel und fünftens mit dem Gefühl der Klienten, dass sie die vergrößernden Sehhilfen nicht brauchten (Fok et al., 2011; Mann, Goodall, Justiss & Tomita, 2002; Phillips & Zhao, 1993; Riemer-Reiss & Wacker, 2000). Außerdem ermittelten sie, dass die Geräte, sofern sie denn vom Klienten akzeptiert und genutzt wurden, für die Teilhabe an selbstgewählten Betätigungen tatsächlich hilfreich waren.

Nach ausführlicher Untersuchung des Klienten bei einem Augenspezialisten erarbeiten Ergotherapeutin und Spezialist gemeinsam die besten Vergrößerungsstrategien. Kein einziges Hilfsmittel wird für die Bedürfnisse aller älteren Menschen mit Sehbeeinträchtigung und für alle möglichen Betätigungen richtig sein. Wenn optische Geräte sich als die beste Strategie erweisen, werden sie vom Augenarzt verordnet. Danach kann die Ergotherapeutin den Klienten im effektiven Gebrauch schulen und dabei auf die Bedürfnisse und Fähigkeiten des Klienten eingehen.

Zusammenfassung der Evidenz für Vergrößerung

Im systematischen Review untersuchten fünf Studien mit Level-II und Level-III-Evidenz die Effektivität vergrößernder Sehhilfen in Bezug auf besseres Lesen (Bowers, Lovie-Kitchin & Woods, 2001; Cheong, Lovie-Kitchin, Bowers & Brown, 2005; Horowitz, Brennan, Reinhardt & Macmillan, 2006; Margrain, 2000; Nguyen, Weismann & Trauzettel-Klosinski, 2009). Zu den Arten der vergrößernden Sehhilfen in diesen Studien gehörten Lupenbrillen, beleuchtete und unbeleuchtete Handlupen, beleuchtete und unbeleuchtete Standlupen, starke Vergrößerungslinsen, Teleskope und elektronische Vergrößerungsgeräte wie Bildschirmlesegeräte. Margrain (2000) und Nguyen und Kollegen (2009) verglichen die Lesefähigkeit von Teilnehmern vor und nach der Einführung von vergrößernden Sehhilfen. Beide Forschungsgruppen ermittelten einen signifikanten Unterschied bei der Anzahl der Teilnehmer, die lesen konnten, zwischen der Gruppe, die mit einem Gerät las, und der Gruppe, die ohne Gerät las.

Horrowitz und Kollegen ermittelten 2006, dass der Einsatz optischer Hilfen das Ausmaß von Behinderung bei der Ausführung von ADLs verringert. Bowers, Lovie-Kitchin und Woods (2001) und Cheong und Kollegen (2005) untersuchten den Unterschied zwischen dem Lesen einer kritischen Buchstabengröße mit und ohne optische Lupe. Sie ermittelten, dass durch den Einsatz einer Lupe die Lesegeschwindigkeit im Vergleich zum Lesen ohne Gerät nicht, wie erwartet, abnahm.

All diese Studien fanden zwar heraus, dass vergrößernde Sehhilfen entweder die Lesegeschwindigkeit verbesserten oder das Ausmaß der Behinderung bei der Ausführung von IADLs verminderten. Aber zusammengenommen konnten sie nur begrenzte Evidenz für die Effektivität von vergrößernden Sehhilfen bieten, weil den Studiendesigns Kontrollgruppen und Randomisierung fehlten. Daher wird mehr Evidenz mit besserer methodologischer Qualität benötigt, um den Wirkungsgrad spezieller Sehhilfen auf das Lesen zu bestimmen.

Fünf weitere Studien im systematischen Review verglichen die Effizienz optischer und elektronischer Geräte bezüglich einer Verbesserung des Lesens (Culham, Chabra & Rubin, 2004; Goodrich & Kirby, 2001; Goodrich et al., 2004; Peterson et al., 2003; Stelmack et al., 1991). Von diesen Studien erbrachten

Goodrich und Kirby (2001) und Peterson und Kollegen (2003) Level-I-Evidenz und Goodrich und Kollegen (2004), Culham und Kollegen (2004) und Stelmack und Kollegen (1991) Level-II-Evidenz. Die in diesen Studien verwendeten vergrößernden Sehhilfen waren: Handlupen, Standlupen, mit einer Computermaus bediente und am Kopf getragene elektronische Vergrößerungssysteme (auch Bildschirmlesegeräte genannt; Culham et al., 2004; Goodrich & Kirby, 2001; Goodrich et al., 2004; Peterson et al., 2003; Stelmack et al., 1991), Lesebrillen (Culham et al., 2004; Stelmack et al., 1991), beleuchtete Standlupen (Stelmack et al., 1991) und das Nomad, ein Augmented Reality (Erweiterte Realität) System, das mit einem Laser ein Bild direkt auf die Netzhaut projiziert (Goodrich et al., 2004).

Obwohl jede Forschergruppe unterschiedliche Kombinationen optischer und elektronischer Geräte untersuchte, schlussfolgerten vier von ihnen, dass die Nutzung elektronischer Standlupen schnelleres Lesen (Goodrich & Kirby, 2001; Goodrich et al., 2004; Peterson et al., 2003; Stelmack et al., 1991) und längeres Lesen (Goodrich & Kirby, 2001; Goodrich et al., 2004; Stelmack et al., 1991) ermöglichten als andere Geräte. Daher ist die Evidenz für den Einsatz elektronischer Standlupen moderat. Die Evidenz, dass elektronische Handlupen nützlicher sind als verschriebene optische Lesegeräte, ist begrenzt (Goodrich & Kirby, 2001). Zwei weitere Studien von Culham et al. (2004) und Stelmack et al. (1991) fanden unterschiedliche Nachweise für die Effizienz von Lesebrillen. Außerdem ermittelten Culham und Kollegen 2004 (Level-II), dass am Kopf getragene elektronische Lupen für das Steigern der Lesegeschwindigkeit weniger effektiv sind als optische Lupen.

4.1.3 Sensorische Ersatzstrategien

Wenn das Sehen schlechter wird, fangen manche älteren Menschen an, alternativ andere Sinne statt des visuellen Inputs zu nutzen (Sokol-McKay, Buskirk & Whittaker, 2003; Warren & Lampert, 1994). Ältere Menschen nutzen manchmal kompensatorische Techniken, um Alltagsaktivitäten auszuführen, wie auditive Signale, die ihnen nötige Informationen vermitteln, oder eine tastbare Wiedergabe von Informationen, die sonst visuell dargestellt werden. Zum Beispiel können tastbare Markierungen auf Schaltknöpfen, Vorräten und Toilettenartikeln älteren Menschen mit Sehbeeinträchtigung helfen, effizient und genau ihren Alltag zu bewältigen. Es ist jedoch zu beachten, dass Menschen mit diabetischer Retinopathie aufgrund von neuropathischen Komplikationen auch Beeinträchtigungen des Tastsinns haben können, die eine entsprechende Kompensation schwierig machen können (Keeffe, Lam, Cheung, Dinh & McCarty, 1998).

Das alternde Auge ist wegen der Vergilbung der Linse nur begrenzt fähig, Kurzwellen oder „blaues Licht" aufzunehmen (Figueiro, 2001). Deshalb kann es für ältere Menschen unabhängig vom Zustand ihres Sehvermögens schwierig sein, blau von schwarz zu unterscheiden. Dieser Verlust kann vor allem problematisch werden, wenn es um die Auswahl und das Zusammenstellen von Kleidung geht. Um alten Menschen mit Sehbeeinträchtigung zu ermöglichen, Farben durch Berührung zu erkennen, kann man eine rostfreie Sicherheitsnadel für die Farbe blau und zwei Sicherheitsnadeln für die Farbe schwarz an die Etiketten der Kleidung heften.

Ist ein älterer Mensch nicht in der Lage, seine visuellen oder taktilen Sinne einsetzen, so kann er mit auditiven Strategien das verschlechterte Sehen kompensieren. Es gibt sprechende Produkte wie Armband- und Wanduhren, Waagen, Thermostate und Blutzuckermessgeräte. Außerdem gibt es kostenlosen Service für Menschen mit Sehbeeinträchtigung, die Gedrucktes nicht erkennen können, wie Hörbücher oder elektronische Bücher, Telefonauskunft und Zeitungsvorlesedienste, die Beteiligung an solchen Betätigungen fördern.

Zusammenfassung der Evidenz für sensorische Ersatzstrategien
Zum Zeitpunkt des Reviews erfüllte keine Evidenz bezüglich der Effektivität sensorischer Ersatzstrategien zur Kompensation des Sehverlusts die Einschlusskriterien des systematischen Reviews.

4.1.4 Ordnungsstrategien

Wenn Menschen sich nicht auf ihr Sehvermögen verlassen können, um schnell und zuverlässig Gegenstände zu finden, können Ordnungsstrategien hilfreich sein. Das Vermeiden von Unordnung, das Aufstellen eines regelmäßigen Reinigungsplans und die Zusammenarbeit mit Angehörigen und Pflegepersonal, um die alltäglichen Dinge zuverlässig zu ordnen, können die Sicherheit und Selbstständigkeit erhöhen. Weil zum Beispiel Unordnung das Sturzrisiko erhöht, kann das Entfernen unnötiger Dinge von Laufwegen und häufig begangenen Stellen zuhause die Umgebung sicherer machen. Unordnung kann es auch schwieriger machen, Dinge zu finden. Deshalb ist das Festlegen einer bestimmten Stelle, an der Dinge aufgehoben werden, und das Aussortieren überflüssiger Dinge eine nützliche Ordnungsstrategie. Wenn jemand immer wieder seine Schlüssel auf dem Tisch voller alter Post nicht findet, kann das regelmäßige Aufhängen des Schlüssels an einen Haken neben der Tür die Effizienz und die Sicherheit erhöhen und Frustration vermeiden.

Auch das Einführen eines regelmäßigen Reinigungsplans kann die Umwelt sicherer machen. So kann zum Beispiel das regelmäßige Reinigen des Kühlschranks alle zwei Wochen und das Wegwerfen aller alten Produkte sicherstellen, dass nicht versehentlich verdorbene Lebensmittel konsumiert werden. Den Fußboden erst in der einen Richtung zu wischen und dann quer dazu, sorgt dafür, dass der ganze Boden gereinigt wird.

Schließlich können auch Therapieeinheiten zur Instruktion der Familie und des Pflegepersonals helfen, Ordnungsstrategien beizubehalten. Nimmt zum Beispiel ein älterer Mensch seine Medikamente morgens am Küchentisch und abends im Bett ein, kann das Ordnen aller notwendigen Dinge an einer bestimmten Stelle die regelmäßige Einnahme sicherstellen. Lebt ein älterer Mensch mit Sehbeeinträchtigung mit dem Ehepartner oder der Familie zusammen, müssen die anderen im Haushalt wissen, wie wichtig es ist, Unordnung zu vermeiden und Dinge immer an ihren Platz zurück zu legen, um die Selbstständigkeit der älteren Person zu erhöhen und Frustrationen zu vermeiden.

Zusammenfassung der Evidenz für Ordnungsstrategien

Zum Zeitpunkt des Reviews erfüllte keine Evidenz zur Effektivität von Ordnungsstrategien zur Kompensation des Sehverlusts die Einschlusskriterien des systematischen Reviews.

4.1.5 Anpassungen der Umwelt

Beleuchtungsstrategien und Zusammenfassung der Evidenz für Beleuchtungsstrategien
Wenn Menschen altern, treten in der Regel Veränderungen im Auge auf, die eine stärkere Beleuchtung erfordern, um ein Bild aufzulösen. Eine kleinere Pupille, Veränderungen der Kornea und Vergilben der Linse bewirken, dass man doppelt oder dreimal so viel Licht benötigt wie ein junger Mensch (Figueiro, 2001). Es hat sich gezeigt, dass stärkere Beleuchtung die Funktionsfähigkeit und die Lebensqualität älterer Menschen mit Sehbeeinträchtigung verbessert (Brunnström, Sörensen, Alsterstad & Sjöstrand, 2004). Die Beleuchtung für ältere Menschen und besonders für ältere Menschen mit Sehbeeinträchtigung zu verstärken, ist eine einfache Maßnahme, um Teilhabe an selbstgewählten Betätigungen zu ermöglichen.

Die Beleuchtung der Umwelt unterstützt sichere Mobilität. Richtige Ausleuchtung kann helfen, Hindernisse auf Laufwegen sichtbar zu machen, zu erkennen und ältere Menschen auf Veränderungen des Bodens aufmerksam zu machen, um z. B. sicher vom Gehweg auf die Bordsteinkante zu gehen oder von Fliesen auf einen Teppich. Außerdem braucht das Auge bei normalem Altern länger zur Anpassung, wenn man von einer hellen Umgebung in eine dunkle geht. Deshalb sollte die Umwelt sowohl zuhause als auch in der näheren Umgebung gleichmäßige Beleuchtungsübergänge innerhalb und zwischen diesen Räumen bieten (Figueiro, 2001).

Arbeitsbeleuchtung unterstützt Aufgaben im Nahsichtbereich wie Lesen und Schreiben und auch die soziale Partizipation und ADLs (Bowers, Meek & Stewart, 2001; Brunnström et al., 2004; Eldred, 1992; Eperjesi, Maiz-Fernandez & Bartlett, 2007; Fosse & Valberg, 2004; Haymes & Lee, 2006). Schwanenhalstisch- und -stehlampen sind optimal als Arbeitsbeleuchtung, weil sie flexibel sind und direktes Licht auf die Aufgabe gerichtet werden kann und nicht in die Augen. Zum Lesen ist es am besten, wenn das Licht auf der Seite des besseren Auges über die Schulter auf die Aufgabe gerichtet wird. Beim Schreiben hingegen sollte die Lampe auf der Seite der nichtdominanten Hand positioniert werden, um Schatten zu vermeiden (Figueiro, 2001). Wenn es um Beleuchtung geht, muss auf Blendung und deren potenziell negativen Einfluss auf die Performanz geachtet werden. Blendung kann man mit Filtern, mit Netzgardinen (Stores), Politur ohne Wachs und Lampenschirmen entgegenwirken.

Vier Level-I-Studien (Bowers et al., 2001; Brunnström et al., 2004; Eldred, 1992; Eperjesi et al., 2007) und zwei Level-II-Studien (Fosse & Valberg, 2004; Haymes & Lee, 2006) im systematischen Review richteten sich auf die Effektivität von Beleuchtung als Mittel, um die Lesefähigkeit, Freizeit und soziale Partizipation älterer Menschen zu verbessern. Die Studien erbrachten zwar moderate Evidenz für den Einfluss von Beleuchtung auf die Lesegeschwindigkeit (Bowers et al., 2001; Eldred, 1992), aber keine Evidenz stützte eine bestimmte Lichtquelle wie Neonlicht, Glühbirnen oder Halogenlicht (Brunnström et al., 2004; Eperjesi et al., 2007; Haymes & Lee, 2006).

Im Allgemeinen brauchen ältere Menschen mit Sehbeeinträchtigung eine Beleuchtung von 1000 bis 7000 Lux (die normale Raumbeleuchtung beträgt 500 – 600 Lux, die Beleuchtung zuhause normalerweise 50 Lux) für ihre Leseaktivitäten (Bowers et al., 2001; Eldred, 1992), auch wenn sie oft eine niedrigere Beleuchtung als die optimale bevorzugen. Da das Sehvermögen jedes Klienten unterschiedlich ist, sollte die optimale Beleuchtung für jeden Klienten individuell festgelegt werden (Eldred, 1992; Fosse & Valberg, 2004).

Kontraststrategien und Zusammenfassung der Evidenz für Kontraststrategien

Normale Altersveränderungen wie die Trübung der menschlichen Linse und Augenerkrankungen führen zu einer verminderten Fähigkeit, Farbe und Kontrast zu erkennen, und zu geringerer Farb- und Kontrastsensitivität (Figueiro, 2001). Die Unfähigkeit, leichte Variationen einer Farbe oder einen Gegenstand vor einem Hintergrund zu erkennen, kann dazu führen, dass ein älterer Mensch Schwierigkeiten bei der Ausführung von ADLs hat. Bei reduzierter Kontrastsensitivität kann es schwierig sein, die Straße vom Bordstein zu unterscheiden. Wenn dieser Bordstein jedoch gelb oder rot markiert ist, kann man sich leichter zurechtfinden, und die Sicherheit ist erhöht. Ähnlich verhält es sich, wenn man Kaffee aus einer weißen Tasse statt aus einer schwarzen trinkt; man kann besser erkennen, wie viel Kaffee noch in der Tasse ist. Verstärkt man den Kontrast zwischen einem Gegenstand und dem Hintergrund, ist dies eine einfache Möglichkeit, diesen besser sichtbar zu machen. Die Selbstständigkeit und die Sicherheit lassen sich durch bessere Beleuchtung und Kontrast in der Umwelt erhöhen, weil schlechter Kontrast mit einem erhöhten Sturzrisiko zusammenhängt (Lord, 2006).

Der systematische Review fand minimale Evidenz, die die Effektivität von Kontrast als generelle Interventionsstrategie für ältere Menschen mit Sehbeeinträchtigung stützt oder widerlegt. Eperjesi, Fowler und Evans untersuchten 2004 den Effekt von 10 farbigen Lichtfiltern auf das Lesetempo von Menschen mit AMD in einer Level-I-Studie. Sie fanden keine signifikante Verbindung zwischen den Farben der Filter und dem Lesetempo. Insgesamt fanden sie keine Evidenz, die für ältere Menschen mit Sehbeeinträchtigung den Einsatz von farbigen Auflagen zur Verbesserung des Lesetempos bei der Performanz von Alltagstätigkeiten stützte. Die Nutzung von Kontraststrategien wie gelbe Markierungsstreifen, Farbfilter oder ein weißer Teller auf einem schwarzen Platzdeckchen können die Partizipation eines Klienten an erwünschten Betätigungen verbessern (Eperjesi et al., 2004). In einer Level-II nicht-randomisierten kontrollierten Studie fanden Wolffsohn, Dinardo und Vingrys 2002 einen subjektiven Nutzen durch den Einsatz von gelben Filtern mit leichter Steigerung der Kontrastsensitivität für Menschen mit AMD. Eperjesi und Kollegen entdeckten 2004, dass CPF450 Linsen (gelb/orange) bei Menschen mit AMD das Lesetempo um 5–15 % erhöhten.

4.1.6 Nicht-optische Strategien

Nicht-optische Strategien wie Papier mit fett gedruckten Linien, Lesefenster oder Großdruckerzeugnisse werden oft als Interventionen genutzt, um die Teilhabe an erwünschten Betätigungen zu erhalten. Hat eine Person Schwierigkeiten beim Schreiben, können manche nicht-optischen Strategien hilfreich sein, z.B. Papier mit fett gedruckten Linien, dicke Filzstifte oder Schreibfenster. Diese Strategien verbessern die Leserlichkeit dadurch, dass sie der Person helfen, sich zu orientieren, oder indem sie die Zeilen besser sichtbar machen.

Wenn nur wenig Vergrößerung erforderlich ist oder optische Geräte keine geeignete Option sind, kann Großdruck eine erfolgreiche Interventionsstrategie sein. Viele Großdruckerzeugnisse sind im Handel erhältlich oder einfach selbst herzustellen wie Adressbücher, Freizeitgegenstände (Spielkarten, Bingokarten, Kreuzworträtsel, Suchbegriffe), Medikamentenaufdrucke (können bei der Apotheke erbeten werden), Geräte zum Selbstmanagement (wie z.B. Blutdruckmessgeräte, Glukosemesser), Haushaltsgegenstände (z.B. Thermostate, Uhren), Bücher in der Bibliothek oder in der Buchhandlung.

Zusammenfassung der Evidenz für nicht-optische Strategien

Der systematische Review fand minimale Evidenz, die die Effektivität von nicht-optischen Strategien für Menschen mit Sehbeeinträchtigung stützt oder widerlegt. Es fand sich spezifische Evidenz für Textmerkmale, für ein häusliches Leseprogramm mit Großdruck und den Einsatz einer optischen Vergrößerung mit Linienführung. Die Ergebnisse werden im Folgenden zusammengefasst:

Russel-Minda und Kollegen führten 2007 einen systematischen Review von 18 Forschungsstudien durch, die die Lesbarkeit verschiedener Schrifttypen für Menschen mit Sehbeeinträchtigung untersuchten. Sie fanden keine beweiskräftige Evidenz bei Serifen, fanden allerdings eine subjektive Präferenz für serifenlose Schriften wie Arial, Verdana, Helvetica und Adsans gegenüber Times New Roman. Sie ermittelten auch, dass es keinen Konsens zur Standardschriftgröße für Druckerzeugnisse bei Sehbeeinträchtigung gibt. Sie empfahlen jedoch für optimale Lesbarkeit einen 16 bis 18 Punkt großen Fettdruck auf weißem Papier. Außerdem schlussfolgerten sie, dass angemessener Platz zwischen den Buchstaben einen Vorteil für Menschen mit Sehbeeinträchtigung darstellt.

In einer Level-II-Studie erforschten Cheong und Kollegen 2005, ob die Nutzung von Großdrucklesematerial für Menschen mit und ohne Gesichtsfeldeinschränkung zuhause als Ergänzung zu einem kurzen Training bei der Übergabe des Geräts das Lesen verbessert. Es zeigte sich, dass ein häusliches Leseprogramm mit Großdruck vor dem Erlernen der Nutzung einer optischen Vergrößerung nicht durch Evidenz gestützt wird, weil sich kein signifikanter Unterschied im Lesetempo der drei Gruppen fand. Diese Studie hatte allerdings keine ausreichende Teststärke, da die Stichprobengröße nicht ausreichend war, um die gelieferten Ergebnisse zu generalisieren.

In einer Level-III-Studie untersuchten Cheong, Bowers und Lovie-Kitchin 2009, ob sich der Einsatz eines Lesefensters zusammen mit einer Standlupe auf das Lesen älterer Menschen mit AMD auswirkt. Sie fanden heraus, dass ein Lesefenster zu etwas langsamerem Lesetempo führte. Trotz dieses Ergebnisses wollten 48 % der Teilnehmer es gern nutzen. Sie berichteten, dass es bessere Orientierung für das Lesen bietet als nur die Standlupe ohne Lesefenster. Die Art des Studiendesigns bot nicht die nötige Evidenzqualität, um den Einsatz des Lesefensters mit optischer Standlupe beim Lesen zu stützen oder abzulehnen. Daher braucht es weitere Forschung auf diesem Gebiet.

4.1.7 Autofahren und kommunale Mobilität

Oft führt Sehverlust dazu, dass eine Person das Autofahren aufgeben muss. Aber Sehverlust kann auch das Sturzrisiko erhöhen (Lord & Dayhew, 2001) und sich auf das Gehen und das sichere Finden des Weges in der eigenen Umwelt und Nachbarschaft auswirken (Womack, 2012). Nicht mehr aktiv Auto zu fahren und Mobilitätseinschränkungen werden mit geringerer Selbstständigkeit und Lebensqualität (Hassell, Lamoureux & Keeffe, 2006), mit vermehrt auftretenden Depressionen (Whittle & Goldenberg, 1996), mit weniger sozialer Teilhabe und Teilhabe an Freizeitaktivitäten (Desrosiers et al., 2009) und mit geringerem Gleichgewicht und weniger Kraft in Verbindung gebracht (Skelton, 2001).

Ältere Menschen mit minimaler bis moderater Sehbeeinträchtigung können immer noch die minimalen Anforderungen für eine eingeschränkte Fahrerlaubnis oder – in manchen Bundesstaaten der USA – für das Autofahren mit BiOptics erreichen (Anmerk. d. Übers.: BiOptics sind vor oder in einem Brillenglas installierte Teleskopokulare mit Vergrößerung). In einem solchen Fall wird meist eine Fahrrehabilitation empfohlen mit umfassendem Training, Assessment und bei Bedarf Anpassungen am Auto. Dem Leser wird die Lektüre der Leitlinie der AOTA: *Autofahren und Mobilität in der Gemeinde für ältere Menschen* (Stav, Hunt & Arbesman, 2015)[10] empfohlen, um gute Praxisbeispiele der Fahrrehabilitation zu finden.

Menschen, die diese Anforderungen nicht erfüllen, müssen sich nach Ersatzmöglichkeiten für Beförderung und für die Mobilität in der Gemeinde umsehen. Die meisten größeren Städte haben öffentlichen Personennahverkehr wie Busse oder U-Bahnen, die nach Fahrplan zu bestimmten Orten fahren. Für Menschen mit Sehbeeinträchtigung kann es schwierig sein, die Liniennummer eines Busses oder die Fahrpläne zu lesen. Auch physische Hindernisse können die Inanspruchnahme solcher Dienste erschweren, wie Stufen mit wenig Kontrast oder Rolltreppen in dunklen U-Bahnstationen.

Für einen älteren Menschen mit Sehbeeinträchtigung könnte auch ein Behindertentransport zur Verfügung stehen. Diese werden meist zu einem festen Termin mit Service bis vor die Haustür angeboten. Kann ein älterer Mensch jedoch die Treppen zuhause nicht bewältigen oder die Tür der Arztpraxis in einem großen Bürogebäude nicht finden, ist auch der Behindertentransport noch mit Schwierigkeiten verbunden. Außerdem müssen die Menschen wegen des festen Tourenplans oft lange Wartezeiten in Kauf nehmen, weil auch andere Menschen abgeholt oder nach Hause gebracht werden müssen. In manchen Gegenden gibt es auch Arm-in-Arm oder Tür-zu-Tür-Dienstleistungen. Außerdem gibt es viele private Transportmöglichkeiten, von organisierten Ehrenamtlichen örtlicher Senioreneinrichtungen bis zu bezahlten Fahrten.

Mangelnde Sehschärfe, Gesichtsfeldausfälle oder beides, Einschränkungen der Kontrastsensitivität, des Farbsehens oder der Tiefenwahrnehmung, Um-

---

10 Diese Leitlinie erscheint 2019 in der deutschen Version im Hogrefe Verlag (Bern).

weltfaktoren wie Beleuchtung oder Blendung und weitere altersbedingte und systemische Probleme erschweren häufig die Mobilität in der Gemeinde. Die Mobilität und Teilhabe an gewünschten Betätigungen zu erhalten, ist wichtig für Gesundheit und Wohlbefinden. Die Ergotherapeutin, die mit älteren Menschen mit Sehbeeinträchtigung arbeitet, sollte fähig sein, dem Klienten und seinen Angehörigen Begleitungstechniken beizubringen (siehe **Tabelle 4-2**). Diese Techniken vermitteln dem Klienten das Gefühl, die Situation selbst im Griff zu haben und sich wohl zu fühlen, während er in seiner Umgebung (von einer sehenden Person) begleitet wird. Weitere Techniken sind das Folgen, Schutzhaltung, Anleitung und Ermutigung zur Vertretung der eignen Interessen oder die Fähigkeit, bei Bedarf Hilfe zu erbitten und anzunehmen. Ergotherapeuten können ihre Klienten an einen Rehabilitationslehrer für Orientierung und Mobilität zum Training im Gebrauch eines Langstocks und zu spezifischerem Orientierungstraining im Raum in Relation zur physischen Umwelt vermitteln.

Ergotherapeuten können dem Klienten helfen, systematische Scan-Techniken zu erlernen, mit denen er sich in seiner Umwelt orientieren kann (siehe Abschnitt Training visueller Fertigkeiten). Solch systematisches Scannen kann den Klienten während des Gehens auf Gefahren in seiner Umgebung aufmerksam machen. Auch kann die Ergotherapeutin den Umgang mit den vom Augenarzt oder Optometristen verordneten optischen Geräten mit dem Klienten üben. Prismen, Spiegel und umgedrehte Teleskope können allesamt genutzt werden, um das Bewusstsein für das Gesichtsfeld zu verbessern.

Mit Prismen kann man ein Bild aus dem nichtsichtbaren Bereich in den sichtbaren verschieben. Zum Schulen des Bewusstseins für das Gesichtsfeld werden meist Fresnel-Prismen benutzt. Diese zeitweise genutzten Prismen werden auf die Brille der Person gesteckt, mit der Basis des Prismas zum Gesichtsfeldausfall gerichtet. Ähnlich können Spiegel genutzt werden, um das Bewusstsein für den Gesichtsfeldausfall zu verbessern. Die Spiegel können an der Brille des Klienten befestigt werden, und mit der Scan-Methode kann der Klient in die Spiegel schauen, um die Bereiche außerhalb seines Gesichtsfeldes zu sehen. Schließlich kann auch ein Teleskop umgedreht benutzt werden. Wenn man verkehrt herum in ein Teleskop sieht, wird das Bild verkleinert statt vergrößert, und man erhält ein größeres Gesichtsfeld. Aber durch diese Verkleinerung wird das Bild auch unschärfer, darum werden umgedrehte Teleskope nur in schwacher Stärke eingesetzt. Die Person darf sich, während sie durch das umgedrehte Teleskop schaut, nicht fortbewegen, es wird nur zum Erkennen benutzt. Ergotherapeuten müssen auch die Rolle von Rehabilitationslehrern für Orientierung und Mobilität verstehen, um den Klienten bei Bedarf an einen solchen Spezialisten zu verweisen.

Zusammenfassung der Evidenz für Autofahren und Mobilität in der Gemeinde

Die Evidenz zur Effektivität von ergotherapeutischen Interventionen zu Autofahren und Mobilität in der Gemeinde für ältere Menschen mit Sehbeeinträchtigung ist begrenzt. Die beste Evidenz gibt es für Patientenunterweisung und Autofahrrehabilitationsprogramme, mit bekannter Verbesserung von selbstregulierendem Verhalten und verbesserten Messwerten bei der Lebensqualität (Lamoureux et al.,

---

Tabelle 4-2: Strategien für ältere Menschen mit Sehbeeinträchtigung zur Förderung der Mobilität in der Gemeinde

Begleitungstechniken
1. Stellen Sie sich der Person vor und fragen Sie sie, ob sie Hilfe haben möchte.
2. Die Person mit Sehbeeinträchtigung sollte sich neben und etwas hinter Ihnen befinden.
3. Die Person mit Sehbeeinträchtigung sollte Ihren Ellenbogen ergreifen (indem sie ihren Handrücken gegen Ihren hält, sie kann auch bis zu Ihrem Ellenbogen hochwandern). Der Arm der Person sollte im 90° Winkel und dicht am Körper gehalten werden.
4. Gehen Sie in normalem, etwas verlangsamten Gang.
5. Sie sind für die Sicherheit der Person verantwortlich, darum müssen Sie Gefahrenquellen oder Hindernisse, z. B. Türen oder Stufen, benennen.
6. Bei schmalen Durchgängen, z. B. Türen, können Sie Ihren Arm hinter sich bringen, so dass sie hinter Ihnen durch die enge Stelle geht. Nachdem Sie hindurch sind, können Sie Ihren Arm wieder in die vorherige Position zurückbringen. (Gense & Gense, 2004)

Folgen
1. Positionieren Sie sich etwa in 20 cm Abstand parallel zu einer Wand. Strecken Sie Ihren Arm etwa 30 cm vor sich aus, mit gebeugtem Ellenbogen auf Hüfthöhe, mit dem Handteller gegen die Wand.
2. Gehen Sie vorwärts und ertasten Sie mit dem Handteller etwaige Gegenstände im Weg.

Schützende Haltung
Oberkörper: Der Arm wird auf Schulterhöhe gehalten, mit gebeugtem Ellenbogen und parallel zum Boden, mit dem Handteller nach vorne gerichtet; schützt vor Gegenständen auf Kopf- und Brusthöhe.
Unterkörper: Arm diagonal nach unten ausgestreckt, mit dem Handteller nach außen; schützt Rumpf und Beine.

2007 [Level-III]; Owsley, McGwin, Phillips, McNeal & Stalvey, 2004 [Level-I]; Stalvey & Owsley, 2003 [Level-II]). Ebenfalls als vorteilhaft wurde das Training mit biOptischen Geräten empfunden, und zwar sowohl bei simulierten als auch realen fahrpraktischen Fertigkeiten und bei außerhäuslichen Mobilitätsfertigkeiten (Bowers, Peli, Elgin, McGwin & Owsley, 2005 [Level-III]; Laderman, Szlyk, Kelsch & Seiple, 2000 [Level-III]; Szlyk et al., 1998 [Level-II], 2000 [Level-III], 2005 [Level-I]).

4.1.8 Problemlösen und Selbstmanagement

Aktive Problemlösestrategien für Gruppen oder im individuellen Setting können beim Anbahnen der Beteiligung an selbst gewählten Betätigungen, bei der Verbesserung von Selbstmanagement-Fertigkeiten und Selbstwirksamkeit und beim Reduzieren von depressiven Symptomen nützlich sein. Das Anbahnen von Problemlösen älterer Menschen mit Sehbeeinträchtigung kann die Teilhabe an ADLs, IADLs und Freizeit- und sozialen Aktivitäten fördern (Brody et al., 1999; Dahlin Ivanoff et al., 2002; Eklund & Dahlin-Ivanoff, 2007; Girdler, Boldy, Dhaliwal, Crowley & Packer, 2010; Rovner & Casten, 2008).

Bei älteren Menschen kann die Fähigkeit, Probleme zu lösen, von der Anpassung an die Sehbeeinträchtigung oder von deren Akzeptanz beeinflusst sein. So kann beispielsweise eine Person, die noch immer glaubt, ihre Augenerkrankung könne geheilt werden, nicht bereit sein, kompensatorische Strategien herauszufinden. Problemlösen erfordert die Einsicht in die Defizite und Schwierigkeiten, mit denen man konfrontiert ist. Wenn jemand den Einfluss des Sehverlusts auf die Ausführung von Betätigungen oder den dauerhaften Sehverlust nur teilweise oder ungenau versteht, kann dies das Potenzial für Rehabilitation erheblich einschränken.

Ergotherapeuten haben die Fertigkeiten, ihren Klienten Problemlösestrategien für das Selbstmanagement beizubringen, wodurch Probleme definiert, realistische Ziele gesetzt, Lösungen gefunden und umgesetzt und die Ergebnisse evaluiert werden (Rovner & Casten, 2008). Zum Beispiel könnte ein älterer Mensch vorhaben, weiterhin ehrenamtlich im lokalen Kinderkrankenhaus tätig zu sein. Das würde kleinere Ziele beinhalten wie, die Fahrgelegenheit selbstständig zu organisieren oder den Kindern Großdruckbücher vorzulesen. Ergotherapeutin und Klient arbeiten weiterhin zusammen, um Lösungen zu finden und Strategien einzusetzen wie ein großbedrucktes, vorprogrammiertes Telefon mit starkem Kontrast, eine beleuchtete Handlupe, Filter um Blendung zu verringern und den Kontrast zu erhöhen oder Bücher auf Band oder CD. Sind die möglichen Lösungen festgelegt und der Klient hat Training im Umgang mit ihnen erhalten, wird die geeignetste Strategie umgesetzt. Als Letztes wird das Ergebnis der Strategie evaluiert, in diesem Fall, ob der Klient fähig ist, seine ehrenamtliche Tätigkeit auszuführen.

Zusammenfassung der Evidenz für Problemlösen und Selbstmanagement

Starke Evidenz stützt Problemlösestrategien, um die Partizipation an ADLs, IADLs und Freizeit sowie die soziale Partizipation zu steigern. Der systematische Review zu ADL- und IADL-Performanz umfasste drei Level-I-Studien (Brody et al., 1999; Eklund & Dahlin-Ivanoff, 2007; Girdler et al., 2010) und eine Level-II-Studie (Birk et al., 2004), die signifikante Verbesserungen beim Activity Card Sort oder bei einem Fragebogen zu Alltagsaufgaben, den der Klient selbst ausfüllt, fanden. Zu Freizeit- und sozialer Partizipation enthielt der systematische Review drei Level-I-Studien, die herausfanden, dass Problemlösen häufig mit vermehrter Freizeit- und sozialer Partizipation von älteren Menschen mit AMD zusammenhängt (Brody et al., 1999; Dahlin Ivanoff et al., 2002; Rovner & Casten, 2008).

Brody und Kollegen fanden 1999 heraus, dass Gruppentraining zu Problemlösen mit Unterstützung durch Fachleute oder gleichaltrige Betroffene bei älteren Menschen mit AMD die Beteiligung an Freizeit- und sozialer Partizipation erhöhte. Durch die Teilnahme an Gesundheitserziehung und Problemlösegruppen erreichten ältere Menschen ein Gefühl von Sicherheit, Vertrauen und Selbstbestimmung bei Freizeit- und sozialer Partizipation und auch bei der Ausführung von alltäglichen Aktivitäten (Dahlin Ivanoff et al., 2002; Rovner & Casten, 2008).

Eklund und Dahlin-Ivanoff ermittelten 2007, dass Gesundheitsprogramme zur Gesundheitsförderung mit Einzelnen und Gruppen zu vermehrtem Einsatz von optischen und nicht-optischen Hilfsmittel führten. Brody und Kollegen verglichen 1999 eine Selbstmanagement-Gruppe mit einer Gruppe ohne Behandlung. Die Intervention bestand aus sechs zweistündigen Sitzungen mit Schulungspräsentationen und Übungen zum Problemlösen. Die Teilnehmer setzten häufiger vergrößernde Sehhilfen ein und berichteten von vermehrter Teilnahme an einigen Aktivitäten wie Gärtnern und dass sie weiterhin andere Aktivitäten wie z. B. Walking ausführten. Allerdings berichteten sie auch von einem Rückgang wieder anderer Aktivitäten wie z. B. Teilnahme an religiösen Veranstaltungen.

Vergleichbar fanden auch Dahlin-Ivanoff und Kollegen 2002 heraus, dass eine Gruppe mit acht zweistündigen Sitzungen unter Leitung einer Ergotherapeutin zu einer Verbesserung der empfundenen Sicherheit bei Alltagsaktivitäten führte, wobei sich das Lesen eines Artikels, das Schreiben einer Notiz und das Lesen einer Rechnung besonders deutlich verbesserten. Rovner und Casten verglichen 2008 ein Trainingsprogramm zu Problemlösen mit der herkömmlichen Therapie. Das Training konzentrierte sich darauf, den Teilnehmern zu helfen, das Problem zu definieren, realistische Ziele zu setzen, mögliche Lösungen zu finden, auszuwählen und umzusetzen, und dann das Ergebnis zu evaluieren. Teilnehmer, die das Training erhielten, verfolgten mit größerer Wahrscheinlichkeit weiterhin für sie bedeutungsvolle Betätigungen. Entsprechend verglichen Girdler und Kollegen 2010 die herkömmliche Therapie mit einer Selbstmanagement-Interventionsgruppe mit dem Ergebnis, dass Teilnehmer der Selbstmanagement-Interventionsgruppe häufiger für sie bedeutungsvolle Betätigungen weiterverfolgten und auch bezüglich ihrer Gesundheit Verbesserungen zeigten.

4.1.9 Fürsprache (advocacy)

Viele Dienstleistungen und potenzielle Interventionsstrategien, die in der Arbeit mit älteren Menschen mit Sehbeeinträchtigung häufig eingesetzt werden, werden nicht von Kostenträgern erstattet. Zum Beispiel sind optische und elektronische Sehhilfen üblicherweise nicht erstattungspflichtige Ausgaben. Daher setzen sich Ergotherapeuten oft dafür ein, dass ihre Klienten die notwendigen Dienstleistungen, Anpassungen oder Überweisungen zu anderen Dienstleistern trotzdem bekommen, um das Ausführen von Betätigungen zu optimieren. Oft ist es erforderlich, Stiftungen anzuschreiben oder gebrauchte Geräte zu suchen, damit die Klienten die erforderlichen Hilfsmittel erhalten.

Ebenso ist es wichtig, die Klienten dabei zu unterstützen, dass sie selbst für ihre Belange und Rechte eintreten, um die notwendigen Dienstleistungen oder Anpassungen für mehr Sicherheit und Selbstständigkeit zu erhalten. Hierbei kann es dem Klienten helfen, ihm die notwendigen Kenntnisse über kommunale Finanzierungsmöglichkeiten zu vermitteln, und so seine Selbstständigkeit bei ihm wichtigen Betätigungen erhöhen.

4.1.10 Multidisziplinäre und mehrteilige Interventionen

Ergotherapeuten arbeiten oft im multidisziplinären Team, zu dem auch Augenärzte, Optiker und Rehabilitationslehrer für Orientierung und Mobilität, auf Sehbeeinträchtigung spezialisierte Therapeuten, Beleuchtungsexperten, Sozialarbeiter, Psychologen und weitere Personen gehören können (siehe auch **Tabelle 4-3** zum Verständnis der Rollen der einzelnen Teammitglieder). Ergotherapeuten müssen die Rolle jedes Teammitglieds kennen und den Klienten bei Bedarf weitervermitteln, um das Erreichen optimaler Ergebnisse sicherzustellen. Sehen Sie sich die Fallstudie (Teil 4) in **Kasten 4-1** an.

Fallstudie (Teil 4)

Kasten 4-1: Weitere Teammitglieder in der Rehabilitation bei Sehbeeinträchtigung

Augenarzt: Lillian geht regelmäßig alle sechs Monate zu ihm zur Kontrolle der Netzhaut. Derzeit ist Lillians Makuladegeneration stabil.

Optometrist für Sehbeeinträchtigung: Kürzlich war Lillian bei ihrem Spezialisten für Sehbeeinträchtigung, der ihr Ergotherapie verschrieb. Lillian geht wieder in die Spezialpraxis für Sehbeeinträchtigung, wenn Veränderungen des Sehens sich (ungünstig) auf ihre Betätigungen auswirken.

Rehabilitationslehrer für Orientierung und Mobilität: Lillian wurde zu ihm überwiesen, um ihre Mobilität in der näheren Umgebung und die Nutzung öffentlicher Verkehrsmittel untersuchen zu lassen.

Der systematische Review ermittelte außer dem multidisziplinären Ansatz bei Sehbeeinträchtigungs-Rehabilitation starke Evidenz für den Einsatz von Patientenschulung und -training, das aus mehreren Komponenten besteht. Die Ergotherapeutin kombiniert oft die oben beschriebenen Interventionsstrategien zu einem für den einzelnen Klienten optimalen Mehrkomponenten-Interventionsplan. Zum Beispiel möchte ein Klient mit AMD selbstständig Mahlzeiten zubereiten. Interventionen, die möglicherweise die Selbstständigkeit fördern, können umfassen:
- Entwickeln von Sehfertigkeiten wie exzentrisches Sehen oder Strategien zum Scannen

Tabelle 4-3: Spezialisten für Sehbeeinträchtigung

Fachrichtung	Rolle im Team Sehbeeinträchtigung
Augenarzt	Arzt, der sich auf Diagnostik und Behandlung von Augenerkrankungen spezialisiert hat. Manche spezialisieren sich auf Sehrehabilitation oder arbeiten mit Klienten mit Augenerkrankungen und überweisen sie zur Sehrehabilitation. Verantwortlich für die medizinische Versorgung und Behandlung des Auges, konservativ oder operativ.
Optometrist	Fachmann für die Versorgung des Auges, verantwortlich für die nicht-operative Behandlung des Auges. Interventionen umfassen Linsen, Medikamente, Sehtherapie, Sehtraining und Rehabilitation bei Sehbeeinträchtigung. Verantwortlich für die Verordnung von vergrößernden Sehhilfen bei Sehbeeinträchtigung.
Rehabilitationslehrer für Orientierung und Mobilität	Bietet Training für Klienten mit Sehbeeinträchtigung oder Blindheit bezüglich räumlicher Orientierung in der physischen Umwelt, Training mit dem Langstock und Mobilitätstraining zuhause und in der näheren Umgebung, einschließlich der Nutzung öffentlicher Verkehrsmittel.
Therapeut für Sehrehabilitation	Unterrichtet Techniken, Technologie und den Einsatz von Hilfsmitteln für Menschen mit Sehbeeinträchtigung oder Blindheit. Der Schwerpunkt liegt auf Auswirkungen der Sehbehinderung auf Alltagsaktivitäten, den Patienten und seine Familie.
Sonderpädagoge mit dem Schwerpunkt Sehen	Bietet spezielles Training für Kinder mit Sehbehinderung oder Blindheit. Unterrichtet Techniken, Braille, Technologien und die Nutzung von Hilfsmitteln für Menschen mit Sehbehinderung oder Blindheit.
Rehabilitationsberater	Bietet Beratung zu Betätigung und Arbeit(sstelle), Karriereberatung, hilft bei Stellenvermittlung (von der Schulung von Fertigkeiten beim Bewerbungsgespräch bis hin zu Anpassungen am Arbeitsplatz).
Zertifizierter Therapeut bei Sehbeeinträchtigung	Unterrichtet Patienten, ihr Sehvermögen effizienter einzusetzen, sowohl mit als auch ohne optische Geräte, Umweltanpassungen und Training der Sehfertigkeiten.

Quelle: Kern und Miller (1997): Scheiman, Scheiman und Whittaker (2007); Sokol-McKay und Michels (2005); Studebaker und Pankow (2004).

- Training im Gebrauch von optischen oder elektronischen Vergrößerungsgeräten, um eine Anleitung oder ein Rezept zu lesen
- Training im Gebrauch von nicht-optischen Strategien wie Großdruckrezepte
- Einsatz sensorischer und visueller Ersatzstrategien wie eine fühlbare Markierung an den Herdknöpfen oder eine Einschenkhilfe als Sicherheit beim Eingießen
- Optimierte Ordnungsstrategien wie das alphabetische Anordnen der Gewürze
- Anpassen der Umwelt wie bessere Beleuchtung in der Küche
- Training sicherer Mobilitätsstrategien
- Das Lernen aktiven Problemlösens
- Sich einsetzen für benötigte Dienstleistungen wie Lieferung von Lebensmitteln oder Essen.

Sehen Sie sich zu ergotherapeutischen Interventionen die Fallstudie in **Kasten 4-2** an.

Zusammenfassung der Evidenz für multidisziplinäre Rehabilitationsprogramme mit Ergotherapie bei Sehbeeinträchtigung

Der systematische Review fand starke Evidenz, die Rehabilitationsprogramme bei Sehbeeinträchtigung stützt, die als einen Teil der Dienstleistungen Ergotherapie anboten (Eklund & Dahlin-Ivanoff, 2007; Eklund, Sjöstrand & Dahlin-Ivanoff, 2008; Markowitz, Kent, Schuchard & Fletcher, 2008; McCabe, Nason, Demers Turco, Friedman & Seddon, 2000; Pankow, Luchins, Studebaker & Chettleburgh, 2004). Vier Artikel bieten Level-I-Evidenz (Eklund & Dahlin-Ivanoff, 2007; Eklund et al., 2008; McCabe et al., 2000; Pankow et al., 2004), und ein Artikel bietet Level-III-Evidenz (Markowitz et al., 2008). Die von Ergotherapeuten durchgeführten Dienstleistungen enthielten eine Kombination aus Folgendem:
- Gruppentherapie (Eklund & Dahlin-Ivanoff, 2007; Eklund et al., 2008)

- Klienten über ihren Zustand informieren und weitere Informationen und Quellen bereitstellen (Eklund & Dahlin-Ivanoff, 2007; Eklund et al., 2008)
- Problemlösestrategien trainieren (Eklund & Dahlin-Ivanoff, 2007; Eklund et al., 2008)
- Umweltanpassungen (McCabe et al., 2000)
- Training zur Nutzung vergrößernder Sehhilfen (Markowitz et al., 2008; McCabe et al., 2000; Pankow et al., 2004)
- Instruktionen zu Anpassungstechniken, Energieeinsparung und Arbeitsvereinfachung (McCabe et al., 2000)
- Training geeigneter Lesetechniken (Markowitz et al., 2008)
- Training von Alltagsaktivitäten und Betätigungen (z. B. Selbstversorgung, Kommunikation, Orientierung und Mobilität, Essenszubereitung, Einkaufen, Geldangelegenheiten, Saubermachen; Eklund & Dahlin-Ivanoff, 2007; Eklund et al., 2008).

Andere Dienstleister in diesem Programm waren Augenärzte, Optometristen, Krankenschwestern, Sozialarbeiter, Psychologen, Therapeuten, die sich auf Sehbeeinträchtigung spezialisiert haben, und Beleuchtungsexperten.

Fallstudie (Teil 5)

Kasten 4-2. Ergotherapeutische Intervention

Nachdem die Therapeutin Lillian über den Zustand ihrer Augen informiert und mit ihr ihre Ziele festgelegt hatte, begann sie mit der Intervention. Auf der Grundlage aktueller Evidenz nutzte die Therapeutin eine aus mehreren Komponenten zusammengestellte Vorgehensweise für ihren Interventionsplan.

Lillians Ziele:
- Selbstständigkeit in Geldangelegenheiten
- Selbstständigkeit bei der Medikamenteneinnahme
- Selbstständigkeit bei der Essensvorbereitung und beim Kochen für sich und ihre Familie
- Selbstständigkeit beim Lesen in der Freizeit

Lernen, Probleme aktiv zu lösen
Aktuelle Evidenz stützt den Einsatz von Problemlösestrategien zur besseren Ausführung von Alltagsaktivitäten und Freizeit- und sozialer Partizipation. Da Lillian altersbedingte Makuladegeneration hat und sich ihr Sehen und ihre Sehfunktionen wahrscheinlich verändern, wurden in der Intervention durchgehend Problemlösestrategien eingesetzt. Probleme zu erkennen, Strategien zu finden, umzusetzen und Ergebnisse zu evaluieren, wird Lillian helfen, heute in ihren erwünschten Aktivitäten selbstständig zu bleiben und mit zukünftigen Veränderungen umzugehen.

Training zur Nutzung optischer und elektronischer Lupen
Die Evidenz zum Einsatz optischer und elektronischer Vergrößerungsgeräte, um das Lesetempo zu erhöhen und die Behinderung älterer Menschen mit Sehbeeinträchtigung zu vermindern, ist moderat bis schwach. Mehrere Geräte wurden mit Lillian ausprobiert, um das am besten passende zu finden. Für Aufgaben im Nahbereich wurde eine 3,5-fache Handlupe mit Leuchtdiode ermittelt, die Lillian ermöglicht, die Etiketten auf Medikamenten und Rezepte zu lesen. Aufgrund des verringerten Kontrasts war es für Lillian schwierig, bei längerem Lesen eine Standlupe zu nutzen. Mit Unterstützung des örtlichen Lions Clubs konnte Lillian ein Bildschirmlesegerät für längeres Lesen anschaffen. Sie erhielt ein Training zur richtigen Nutzung. Nach dem Training konnte Lillian frühere Aufgaben wiederaufnehmen, die Post, Medikamente, Etiketten und in der Freizeit Kurzgeschichten lesen (obwohl sie effizient lesen konnte, ermüdete sie nach längerem Lesen).

Visuelle Fertigkeiten
Auch wenn die Evidenz zum Training visueller Fertigkeiten für ältere Menschen mit Sehbeeinträchtigung schwach ist, setzte die Therapeutin diese Strategie als Teil des Mehrkomponentenansatzes für Lillians Behandlung ein. Lillian war sich ihres zentralen Gesichtsfeldausfalls bewusst, und es wurde festgestellt, dass sich ihr bevorzugter retinaler Fixationsort bei der Position von 2 Uhr befindet. Beim Training des exzentrischen Sehens lag der Schwerpunkt darauf, sich des zentralen Skotoms deutlicher bewusst zu sein und ihren bevorzugten retinalen Fixationsort besser einzusetzen. Das Training begann mit statischen Aufgaben, sie lernte, den Gesichtsfeldausfall („blinden Fleck") aus dem Weg zu „räumen", wenn sie einen Gegenstand ansah; dann ging es mit komplexeren

Aufgaben weiter. Sie erlernte den Einsatz einer Technik an ihrem Bildschirmlesegerät, bei der die Position des Auges an der gleichen Stelle bleibt und bei der sie in der Lage war, ihre exzentrische Position beizubehalten und den Text – im Gegensatz zum Scannen – an dem gleichbleibend positionierten Auge vorbei zu ziehen.

Die Umwelt anpassen
Lillians Wohnung barg mehrere Gefahrenquellen. Ihre Familie wurde gebeten, alle Läufer zu entfernen. Wegen des geringen Kontrasts hatte Lillian Schwierigkeiten, die Tiefe der Stufen und die Steigung der Treppe zu erkennen; mit stark kontrastierendem Klebeband wurde bei allen Stufen die Kante markiert. Es wurde ihr empfohlen, eine Schwanenhalslampe so zu positionieren, dass sie über ihre rechte Schulter die Aufgaben beleuchtet, wenn sie am Küchentisch arbeitet (Lesen und Schreiben). Licht unter den Oberschränken wurde für den Bereich empfohlen, an dem sie das Essen zubereitet. Ein Großdruckkalender und ein dicker Filzstift wurden ihr für das Eintragen von Terminen empfohlen. Für diese Umweltanpassungen gibt es moderate bis schwache Evidenz.

Strategien nutzen, die das Sehen ersetzen (taktile und auditive)
Lillian konnte schlecht die Markierungen auf Reglern von Haushaltsgeräten erkennen. Nachdem stark kontrastierende orangefarbene Noppen zur Markierung auf die Knöpfe von Herd, Mikrowelle, Waschmaschine und Trockner geklebt wurden, konnte Lillian die Knöpfe selbstständig einstellen. Wegen der Ermüdung bei langem Lesen erhielt Lillian Hörbücher; dadurch konnte sie weiterhin an ihrer Literaturgruppe und ihrer hauptsächlichen Freizeitbeschäftigung teilnehmen. Diese Ersatzstrategien werden durch schwache Evidenz gestützt.

Ordnungsstrategien optimieren
Trotz unzureichender Evidenz wurden Ordnungsstrategien als Teil des Ansatzes einer Mehrkomponenten-Intervention bei Lillian eingesetzt. Weil Lillian gelegentlich Schwierigkeiten hatte, ihre Sachen zuhause wiederzufinden, instruierte die Ergotherapeutin sie, 1. Gegenstände immer an ihren angestammten Platz zu legen, 2. ihre Sachen zu ordnen und Telefonnummern und Adressen immer aktuell zu halten, 3. zusammengehörige Dinge wie Schuhe, Socken oder Kleidung an die gleiche Stelle zu legen und 4. eine Routine beim Saubermachen zu finden. Die Therapeutin arbeitete auch mit der Familie, um sicherzustellen, dass sie dieselbe Ordnung einhält.

Training angemessener Strategien für die Mobilität in der Gemeinde
Lillian fährt selbst nicht mehr Auto, sie bittet die Familie und Freunde, sie zu fahren. Ihrer Familie wurde eine Begleitungstechnik beigebracht.

Fürsprache für benötigte Dienstleistungen
Weil Hilfsmittel und vergrößernde Sehhilfen für Menschen mit Sehbeeinträchtigung nicht von Lillians Versicherung übernommen werden, wurde in ihrem Namen beim lokalen Lions Club ein Antrag für ein Bildschirmlesegerät gestellt.

McCabe und Kollegen verglichen 2000 speziell ein Einzelprogramm bei Sehbeeinträchtigung, das Optometrie, Ergotherapie und Sozialarbeit umfasste, mit einem, bei dem auch ein Angehöriger bei allen Interventions-Sitzungen anwesend war. Obwohl sie keine Unterschiede zwischen den beiden Interventionsgruppen feststellten, berichteten sie, dass die Klienten in beiden Gruppen erheblich mehr Sehkapazität gewonnen hatten und bei Aktivitäten wie Zeitunglesen, Nähen und beim Besuchen von Freunden erheblich weniger abhängig waren. Pankow und Kollegen fanden 2004 ebenso signifikante Unterschiede bezüglich der Fähigkeit, Alltagstätigkeiten auszuführen und bei sozialen und Freizeitaktivitäten teilzuhaben, zwischen einer Gruppe, deren Teilnehmer an einem Programm für Sehbeeinträchtigung teilnahmen, und einer Gruppe ohne Programm. Dieses Programm begann mit gemeinsamer Zielsetzung und setzte sich mit einer der folgenden relevanten Dienstleistungen fort: Versorgung mit optischen Hilfen, Blinden-Rehabilitationsschulung, Orientierungs- und Mobilitätstraining, Rehabilitation, um wieder Autofahren zu können, und Ergotherapie. Markowitz und Kollegen führten eine nicht-randomisierte Studie mit einer Gruppe durch und stellten fest, dass ein Rehabilitationsprogramm bei Sehbeeinträchtigung besonders die Fähigkeit älterer Menschen steigert, die Aufdrucke auf Medikamenten zu lesen.

Eklund und Dahlin-Ivanoff (2007) und Eklund und Kollegen (2008) verglichen ein ergotherapeutisches Gesundheitsprogramm für Gruppen mit einem Programm mit individueller Intervention. Am Gruppenprogramm waren auch Spezialisten für Sehbeeinträchtigung wie Augenärzte, Optiker, Therapeuten, die auf Sehbeeinträchtigung spezialisiert sind, und Beleuchtungsexperten beteiligt, die beim individuellen Programm nicht dabei waren. Die Forscher schlussfolgerten, dass die Klienten, die das Gesundheits-Förderungsprogramm erhalten hatten, selbstständiger ADLs ausführen konnten (Eklund & Dahlin-Ivanoff, 2007). Die Teilnehmer der Gesundheitsgruppe verwendeten eine Kombination von speziellen Seh- und ADL-Hilfen, die Teilnehmer des individuellen Programms hingegen benutzten vorwiegend vergrößernde Sehhilfen (Eklund & Dahlin-Ivanoff, 2007). Über einen Zeitraum von 28 Monaten konnten die Teilnehmer aus dem Gesundheitsförderungs-Programm ihre Fähigkeit, tägliche Betätigungen auszuführen, erhalten (Eklund et al., 2008).

Die Programme bei Sehbeeinträchtigung in diesen Studien sind insofern etwas unterschiedlich, als sie alle ein anderes Modell für die Dienstleistungen zur Rehabilitation der Sehbeeinträchtigung nutzten. Kombiniert bieten diese Studien aber den starken Nachweis, dass diese speziellen Programme mit Ergotherapeuten und anderen Spezialisten die Fähigkeit älterer Menschen, das für die Partizipation an täglichen Betätigungen Notwendige zu lesen, verbessern. Sie bieten auch moderate Evidenz, dass eine Kombination von Dienstleistungen bei Sehbeeinträchtigung die Freizeit- und soziale Partizipation älterer Menschen mit dieser Problematik verbessern.

Zusammenfassung der Evidenz für multidisziplinäre Rehabilitationsprogramme bei Sehbehinderung ohne Ergotherapie

Wir sollten beachten, dass der systematische Review auch fünf zusätzliche Original-Forschungsartikel zur Effektivität von Programmen bei Sehbeeinträchtigung zur Verbesserung des Lesens bei der Ausführung von Betätigungen enthielt (Goodrich, Kirby, Wood & Peters, 2006; La Grow, 2004; Reeves, Harper & Russell, 2004; Scanlan & Cuddeford, 2004; Stelmack et al., 2008). Anders als in den oben dargestellten Artikeln beinhalteten diese Programme keine Ergotherapie als Teil der umfassenden Dienstleistungen. Darum wurden die Ergebnisse dieser Artikel gesondert von denjenigen mit Egotherapie betrachtet. Diese umfassenden Programme enthielten meist eine Kombination von Dienstleistungen mit einer Untersuchung der Sehbeeinträchtigung, der Diagnose und Prognose des Augenzustands, Aufklärung bezüglich dieses Zustands, Therapie der Sehbeeinträchtigung, Verordnung von vergrößernden Sehhilfen, exzentrisches Sehen, Hausbesuche oder alles zusammen.

Von diesen fünf Studien erbrachten drei Level-I-Evidenz durch randomisierte kontrollierte Untersuchungen (Reeves et al., 2004; Scanlan & Cuddeford, 2004; Stelmack et al., 2008), eine Level-II-Evidenz (La Grow, 2004), und eine Level-III-Evidenz (Goodrich et al., 2006). Die Studien fanden widersprüchliche Nachweise bezüglich der Wirksamkeit von Sehrehabilitationsprogrammen auf die Verbesserung des Lesens (Goodrich et al., 2006; La Grow, 2004; Reeves et al., 2004; Scanlan & Cuddeford, 2004). Außerdem ist der Wirksamkeitsnachweis dieser Programme im Vergleich zu keiner Intervention begrenzt (Stelmack et al., 2008).

In weiteren vier Studien des systematischen Reviews, die eine moderate Evidenz aufzeigten, ging es um multidisziplinäre Programme, die keine ergotherapiespezifischen Dienste zu Freizeit- und sozialer Partizipation älterer Menschen mit Sehbeeinträchtigung enthielten. Eine erbrachte Level-I-Evidenz (La Grow, 2004) und drei Level-III-Evidenz (Elliott & Kuyk, 1994; Hinds et al., 2003; Shuttleworth, Dunlop, Collins & James, 1995). Insgesamt evaluierte jede dieser Studien integrierte Programme bei Sehbeeinträchtigung, die von Diensten unterschiedlicher Fachleute angeboten wurden, einschließlich Augenärzten, Optometristen, im Bereich der Augenheilkunde spezialisiertem Pflegepersonal, Sozialarbeitern und Fachleuten für die Rehabilitation von Blinden. Sie fanden heraus, dass die Programme zu einer besseren Beteiligung an Freizeitaktivitäten und sozialer Teilhabe führten. Viele der in diesen interdisziplinären Dienstleistungen eingesetzten Interventionsstrategien würden eigentlich auch zum Bereich der Ergotherapie gehören.

Zusammenfassung der Evidenz für eine aus mehreren Komponenten bestehende Schulung und ein aus mehreren Komponenten bestehendes Training für Klienten

Drei Level-I-Studien (Brody et al., 2002; Eklund & Dahlin-Ivanoff, 2007; Girdler et al., 2010) und eine Level-II-Studie (Birk et al., 2004) erbringen in diesem systematischen Review die Evidenz, die den Einsatz einer aus mehreren Komponenten bestehenden Schulung und eines aus mehreren Komponenten bestehenden Trainings bei älteren Menschen mit Sehbeeinträchtigung stützt. All diese Untersuchungen nutzten ein klar festgelegtes Schulungsprogramm, um Patienten beizubringen, wie sie mit unterschiedlichen Problemen bei Sehbeeinträchtigung umgehen können.

Diese Programme nutzten mehrere Sitzungen eines Selbstmanagementprogramms (Brody et al., 2002; Girdler et al., 2010), ein Gesundheits-Förderungsprogramm (Eklund & Dahlin-Ivanoff, 2007) oder ein psychosoziales Interventionsprogramm (Birk et al., 2004). Die Interventionen beinhalteten eine Schulung zu Sehbeeinträchtigung, Training mit optischen Geräten, Training von Problemlösefertigkeiten, Bereitstellung von Informationen und Ressourcen, Hausaufgaben und Diskussionen.

Bei Beendigung des Programms zeigten alle Interventionsgruppen signifikante Verbesserungen entweder beim Activity Card Sort oder bei Fragebögen zu Alltagsaufgaben, die die Klienten selbst ausfüllen. Die Nachhaltigkeit des Behandlungseffekts bei einem Follow-Up ist jedoch unklar. Zwei Studien zeigten, dass der Effekt einen Monat lang (Girdler et al., 2010) oder sogar bis zu einem Jahr nach Ende des Programms anhielt (Eklund & Dahlin-Ivanoff, 2007). Eine Studie zeigte jedoch nach sechs Monaten nur einen Langzeiteffekt für Teilnehmer mit Depression (Brody et al., 2002).

Insgesamt stützt starke Evidenz einen multidisziplinären Ansatz in der Rehabilitation von Sehbeeinträchtigung, einschließlich Ergotherapie oder ergotherapeutischen Programmen mit mehreren Interventionsstrategien (Birk et al., 2004; Brody et al., 2002; Eklund & Dahlin-Ivanoff, 2007; Girdler et al., 2010). Obwohl weder ein bestimmtes, klar definiertes Modell für die Rehabilitation bei Sehbeeinträchtigung noch die eine Kombination von Interventionsstrategien am erfolgreichsten ist, kann Ergotherapie, die mehrere Interventionsstrategien mit Interventionen anderer Fachleute im Bereich der Sehbeeinträchtigung kombiniert, für ältere Menschen mit Sehbeeinträchtigung am erfolgreichsten sein.

4.2 Überprüfung der Intervention

Das Überdenken der Intervention ist ein ständiger Prozess der Re-Evaluation und des Überprüfens des Interventionsplanes, der Effektivität seiner Anwendung, des Fortschritts hinsichtlich angestrebter Ergebnisse und des zukünftigen Bedarfs an Ergotherapie und anderer Dienstleistungen (AOTA, 2008). Re-Evaluation kann bedeuten, ein Assessment, das man anfangs eingesetzt hat, erneut zu nutzen, vom Klienten einen Fragebogen zur Zufriedenheit ausfüllen zu lassen oder Fragen zu stellen, die jedes einzelne Ziel evaluieren (Berg, 1997; Minkel, 1996). Die Re-Evaluation belegt normalerweise die Fortschritte in der Zielerreichung, zeigt Veränderungen im funktionellen Status auf und leitet bei Bedarf die Anpassung des Interventionsplanes (Moyers & Dale, 2007).

4.3 Ergebnis und Ergebniskontrolle

Ergotherapeuten und Ergotherapie-Assistenten dokumentieren die Ergebnisse im Entlassungsbericht oder bei einem vorzeitigen Abbruch oder einer Unterbrechung der Therapie (AOTA, 2008). Diese Dokumentation sollte „innerhalb des Zeitrahmens, in der Form und nach den Standards" ausgefüllt werden, „die vom Praxissetting, einer Behörde, von externen Akkreditierungsprogrammen oder Kostenträgern festgelegt sind" (AOTA, 2010). Der Fokus auf die Endergebnisse ist in den gesamten ergotherapeutischen Prozess verwoben (AOTA, 2008), und Ergotherapeuten sollten mit ihren Patientendaten und ihrer Sichtweise zu einem umfassenden Ergebnis des Teams beitragen.

Das COPM ist ein viel genutztes Ergebnis-Messinstrument, das bei älteren Menschen mit Sehbeeinträchtigung eingesetzt werden kann (Law et al., 1990). Wird es bei der Anfangsevaluation zur Festlegung der spezifischen Ziele für den Rehabilitationsprozess eingesetzt, kann es erneut nach Bedarf und auch beim Abschluss des Prozesses verwendet werden, um den Fortschritt zu ermitteln, der hinsichtlich dieser Ziele erreicht wurde. Law und Kollegen erläuterten 2004, dass eine Veränderung von mindestens zwei Punkten auf den 10-Punkte Performanz- und Zufriedenheitsskalen seit dem Beginn eine klinisch signifikante Veränderung aufzeigt.

Auf der Grundlage der vom Klienten gesetzten Ziele können auch andere Ergebnismessinstrumente genutzt werden, um zusätzliche Ergebnisdaten zu spezifischen Veränderungen der Betätigungsperformanz zu erhalten. Zum Beispiel können der Melbourne Low-Vision ADL Index (MLVAI; Haymes et al., 2001) oder der Impact of Vision Impairment (IVI; Lamoureux et al., 2004) erneut angewandt werden, um Veränderungen bei ADL- oder IADL-Performanz zu erkennen. Auch ein informelles Assessment der Betätigungsperformanz wie direkte Beobachtung kann bei der Ergebnisüberwachung hilfreich sein. Auch wenn ein informelles Assessment per Definition nicht standardisiert ist und von daher nicht für breiter angelegte Ziele wie die Evaluation eines gesamten Programms genutzt werden kann, erhält man dadurch doch eine qualitative Beschreibung der Veränderung bei der Ausführung einer bedeutungsvollen Aktivität.

In der Arbeit mit älteren Menschen mit Sehbeeinträchtigung konzentrieren sich Ergotherapeuten oft auf Ergebnisse, die eine Anpassung an oder Kompensation von Performanzfertigkeiten wie Lesen und Schreiben betonen. Besonders mit einem Re-Assessment des Lesens und Schreibens kann man objektive

Informationen über Veränderungen der Fähigkeit eines älteren Menschen erhalten, diese Fertigkeiten zeitgerecht, genau und leserlich auszuführen. Diese Überprüfung kann mit oder ohne vergrößernde Sehhilfen (entweder optische oder elektronische Vergrößerung) geschehen, so dass Veränderungen der Performanz, die auf Fertigkeitstraining oder richtiger Anwendung der Hilfsmittel beruhen, nach Bedarf beim Re-Assessment erkannt werden können. Die MNRead Acuity Charts (Mansfield et al., 1994), das Visual Skills for Reading (the Pepper Test; Watson et al., 1995) und das Low Vision Reading Comprehension Assessment (Watson, Wright, & Long, 1996) sind drei potenziell nützliche Assessment-Instrumente für die Leseperformanz. Ebenso kann das Low Vision Writing Assessment (Watson, Wright et al., 2004) genutzt werden, um das Schreiben erneut zu beurteilen.

Auch Umweltanpassungen, die während des Rehabilitations-Prozesses vorgenommen wurden, können überwacht und dokumentiert werden. So kann z. B. mit einem Lichtmesser die Lichtstärke in den häufig genutzten Bereichen der Wohnung gemessen und können dann Anpassungen vorgenommen werden. Alle Schlüsselbereiche der Wohnung sollten so überprüft werden. Mit Fotos kann das Ergebnis von Umweltanpassungen wie veränderte Kontraste im Bad oder in der Küche, die oft Teil des Interventionsplanes der Rehabilitation sind, sinnvoll dokumentiert werden.

Außer dem Monitoring-Ergebnis von älteren Menschen mit Sehbeeinträchtigung nutzen Ergotherapeuten mit dem Ergebnisassessment gesammelte Daten, um die Effektivität spezieller Interventionen und Programme zu evaluieren. Wenn man mit anderen Mitgliedern des Rehabilitationsteams zusammenarbeitet, trägt das Sammeln von standardisierten Er-

---

Fallstudie (Teil 6)

Kasten 4-3: Ergebnismessung und Entlassungsbericht

Ergebnisse des Canadian Occupational Performance Measure (COPM)

Performanzbereich	Wichtigkeit	Performanz	Zufriedenheit
Selbstversorgung: Persönliche Versorgung: Medikamenteneinnahme	10	9	8
Selbstversorgung: Persönliche Angelegenheiten: Umgang mit Finanzen	7	9	8
Produktivität: Haushaltsführung: Kochen	9	9	9
Freizeit: Entspannte Erholung: Lesen	9	8	8

COPM Performanzwert 1: 35 / 4 = 8,75
COPM Zufriedenheitswert 1: 25 / 4 = 8,25

ADL Status: Lillian ist bei allen ADL- und IADL-Aufgaben mit vergrößernden Sehhilfen, Hilfsmitteln und Kompensationsstrategien selbstständig.

Exzentrisches Sehen und bevorzugter retinaler Fixationsort (BRF): Lillian ist sich ihres zentralen Skotoms bewusst und kann ihren bevorzugten retinalen Fixationsort für Aufgaben im Nah- und Fernsichtbereich einsetzen.

Collins Low Vision Writing Assessment:
- Einkaufsliste schreiben   10/10
- Schecks ausstellen   10/10
- Geschriebene Sprache   10/10
- Eigene Notizen lesen   9/10
- Formular ausfüllen   10/10
- Gesamtwert: 49/50

Pepper VSRT:
  Genauigkeitswert: 95 %
  Wörter pro Minute: 100
  Fehler: Fehlbestimmung

Lillians Ziele:
Selbstständigkeit im Umgang mit den Finanzen (Ziel erreicht)
Selbstständigkeit im Umgang mit der Medikamenteneinnahme (Ziel erreicht)
Selbstständigkeit in der Zubereitung der nahrung und der Haushaltsführung (Ziel erreicht)
Selbstständigkeit in Freizeit und Erholung (Ziel erreicht)

gebnissen zur Programmentwicklung und zur Forschungsgrundlage für evidenzbasierte Praxis bei. In **Kasten 4-3** findet sich ein Beispiel für Ergebnismessungen und Entlassungsbericht.

4.4 Abschluss, Entlassungsplanung und Nachsorge

In den USA macht das geltende Vergütungssystem des Gesundheitswesens den Zugang zu medizinischer Rehabilitation, die Aufenthaltsdauer und die Entlassung aus den Dienstleistungen abhängig von körperlichen Behinderungen, auch von Sehbeeinträchtigungen, die sich auf die Betätigungsperformanz auswirken. Die Stärke der Ergotherapeuten im Analysieren und Anpassen von Alltagsaktivitäten kann für ältere Menschen mit Sehbeeinträchtigung sehr nützlich sein, um Rollen und Betätigungen, die letzteren wichtig sind, wiederaufzunehmen.

Wegen des Fortschreitens von altersbedingten Erkrankungen könnte es ein, dass Klienten im Laufe des Krankheitsprozesses immer wieder Ergotherapie benötigen. Zum Beispiel kann Training mit stärkeren optischen Geräten, der Einsatz von Techniken des exzentrischen Sehens oder sensorischen Kompensationsstrategien, die bisher nicht benötigt wurden, in einem späteren Stadium des Krankheitsprozesses notwendig werden. Außerdem können sich normale Altersveränderungen, Ko-Morbidität und chronische Krankheiten auf den Verlauf der Rehabilitation auswirken oder zusätzliche Dienstleistungen oder Überweisungen erfordern.

Die Entlassungsplanung sollte schon während des Evaluationsprozesses mit Überlegungen zum Bedarf und zu den Wünschen des Klienten und seiner Angehörigen beginnen. Die Behandlung sollte beendet werden, wenn 1. der Klient die Ziele, die er sich gesetzt hat, erreicht hat, 2. kein weiterer Fortschritt erreicht wird, 3. der Klient nicht mehr am Rehabilitationsprozess teilnehmen kann oder möchte oder 4. er die qualifizierten ergotherapeutischen Dienstleistungen nicht mehr benötigt. Zu den Überlegungen zur Entlassung sollte auch gehören, den Klienten an Nachbarschaftsdienste (wie Selbsthilfe- oder sonstige Unterstützungsgruppen) oder an spezielle Dienstleistungen (wie Rehabilitationslehrer für Orientierung und Mobilität) weiterzuleiten, und ein kontinuierliches Follow-up durch ein augenheilkundliches Team sowie der potenzielle Bedarf an qualifizierter Ergotherapie bei Veränderungen des Zustands oder der Bedürfnisse des Klienten.

Ergotherapeutische Dienstleistungen für Organisationen und Populationen

Ergotherapeuten können mit Organisationen wie Firmen, Industrie oder Behörden, die im Dienst von älteren Menschen mit Sehbeeinträchtigung stehen, auf unterschiedliche Weise zusammenarbeiten:
- Beratung und aufklärende Informationen für Gruppen in der Nachbarschaft
- Erarbeitung von Programmen oder Vorschlägen für Zuschüsse durch finanzierende Behörden, um Gemeindeprogramme für ältere Menschen mit Sehbeeinträchtigung zu entwickeln
- Im Beirat von Selbsthilfe- und sonstigen Unterstützungsgruppen mitarbeiten, um Dienste und Programme für ältere Menschen mit Sehbeeinträchtigung und ihre Familien einzurichten
- Beratung für Nachbarschaftsgruppen älterer Menschen mit Sehbeeinträchtigung, die ihre eigenen Interessen in dem Bemühen vertreten, vergrößernde Sehhilfen zu finanzieren und ihre Umwelt an vorhandene Fähigkeiten und Bedürfnisse anzupassen
- Beratung zu Arbeitsplätzen und Strukturen der Umwelt für örtliche Betriebe, die ältere Menschen mit Sehbeeinträchtigung beschäftigen und
- Beratung für die Landesgesundheitsbehörde, um vorhandene ergotherapeutische Dienstleistungen für ältere Menschen mit Sehbeeinträchtigung zu evaluieren und verbesserte Methoden, Dienstleistungen und Programme zu empfehlen oder bei deren Entwicklung behilflich zu sein.

Ergotherapeuten, die mit Organisationen zusammenarbeiten, die Einzelpersonen, einschließlich älterer Menschen mit Sehbeeinträchtigung, Dienstleistungen erbringen, treten mit Respekt vor den Werten und Überzeugungen der Organisation in die therapeutische Beziehung ein. Sie versuchen, einerseits die kollektiven Fähigkeiten und Bedürfnisse der Organisationsmitglieder zu verstehen, und andererseits zu erfassen, wie die Merkmale und Strukturen der Organisation die gesamte Performanz der Menschen innerhalb der Organisation unterstützen oder behindern (AOTA, 2008). Die Fertigkeiten einer Ergotherapeutin mit Erfahrung in gemeindebasierter Programmgestaltung und -entwicklung sowie in Management und Kostenerstattung können Gemeindeorganisationen und Behörden helfen, mit den Problemen und Bedürfnissen älterer Menschen mit Sehbeeinträchtigung umzugehen. Ergotherapeuten arbeiten daran, den Aufbau und die Möglichkeiten der Organisation so zu verändern, dass sie effizienter die Bedürfnisse dieser Menschen und anderer Stakeholder erfüllen und dabei gleichzeitig die Mitglieder befähigen, ein zufriedenstellendes Leben anzustreben.

Ergotherapeuten können Betätigungsgerechtigkeit für ältere Menschen mit Sehbeeinträchtigung anbahnen, indem sie Gruppen solcher Menschen helfen, sich um Sozialpolitik, Aktionen und Gesetze zu kümmern, die diese in die Lage versetzen, für sie bedeutsamen Betätigungen nachzugehen, und die dafür sorgen, dass sie bei den aktuellen Diskussionen zur Gesundheitsreform gehört werden. Ergotherapeuten können sich für eine Gesetzgebung einsetzen, die Gemeindeprogrammgestaltung, Präventionsschulung oder Zugang zu angemessenem Wohnraum finanziert. Sie können sich ehrenamtlich bei kommunalen Aktivitäten zu Fürsprache und Prävention engagieren, die die Gesundheit aller Menschen fördern, indem sie:

- sich an Aktivitäten wie der Schulung von kommunalen Gruppen zu Prävention beteiligen, um das Auftreten von Sehbeeinträchtigung zu verringern,
- ein Spendensystem für vergrößernde Sehhilfen schaffen,
- Spendenaktionen veranlassen und Anträge verfassen, um Anpassungen der Umwelt zu finanzieren,
- sich für barrierefreie Räume im Freien einsetzen, oder
- sich für Gesetze zur Finanzierung von Präventions- und Schulungsprogrammen stark machen.

5 Schlussfolgerungen für Praxis, Ausbildung und Forschung

5.1 Schlussfolgerung für die Praxis

In der Literatur findet sich eine Unmenge an Informationen zu den negativen Auswirkungen einer verminderten Sehfähigkeit auf ADLs und IADLs, wie Lesen, Mobilität in der Gemeinde, Freizeit und soziale Partizipation älterer Menschen. Aber die Evidenz, die die Effektivität ergotherapeutischer Interventionen stützt, die sich mit diesen Bedürfnissen befassen, ist begrenzt. Zu den ergotherapeutischen Interventionen, die die Beteiligung an Betätigung anbahnen und von moderater bis starker Evidenz gestützt werden, gehören die Schulung von Problemlösen, die Anwendung vergrößernder Sehhilfen – besonders elektronischer Lupen – und korrekte Beleuchtung. Außerdem wurde Ergotherapie als effektiv nachgewiesen, wenn sie innerhalb eines multidisziplinären Teamansatzes zur Rehabilitation bei Sehbeeinträchtigung und in einem aus mehreren Bestandteilen zusammengestellten Programm zum Erhalt der ADL- und IADL-Performanz angeboten wurde. Auch die Schulung mit optischen Lupen und Sehtraining sollte erwogen werden, obwohl es nur wenig Evidenz dazu gibt.

Manche häufig genutzten ergotherapeutischen Interventionsstrategien wie sensorische Kompensation, Großdruckerzeugnisse, Kontrast, Ordnungsstrategien und Mobilität in der Gemeinde werden nur begrenzt durch quantitative Daten gestützt. Qualitative Studien haben die Auswirkung von Sehverlust auf die Betätigungsperformanz älterer Menschen nachgewiesen. Es wurde herausgefunden, dass der Einsatz kompensatorischer und adaptiver Strategien wesentlich für den Erhalt der Lebensqualität und die Anpassung an den Sehverlust ist (Girdler, Packer, & Boldy, 2008; Stevens-Ratchford & Krause, 2004). Dennoch werden zusätzliche Interventionsstudien benötigt, bei denen es speziell um die Ergebnisse ergotherapeutischer Intervention für ältere Menschen mit Sehbeeinträchtigung geht.

Der Einsatz aktiver Problemlösestrategien in Gruppen und in individuellen Settings kann helfen, die Beteiligung an erwünschten Betätigungen zu erhalten, die Selbstwirksamkeit zu verbessern und depressive Symptome zu reduzieren. Ergotherapeuten müssen dazu in der Lage sein, ihren Klienten Problemlösefertigkeiten beizubringen, einschließlich der Fähigkeit, das Problem überhaupt erst zu bestimmen, dann realistische und messbare Ziele zu setzen, Lösungen zu entwickeln und umzusetzen und das Ergebnis zu evaluieren (Brody et al., 1999; Dahlin Ivanoff et al., 2002; Rovner & Casten, 2008).

Starke Evidenz stützt den Einsatz elektronischer Lupen und begrenzte Evidenz den Einsatz optischer Lupen speziell für Leseaufgaben (Bowers et al., 2001; Cheong et al., 2005; Culham et al., 2004; Goodrich & Kirby, 2001; Goodrich et al., 2004; Horowitz et al., 2006; Margrain, 2000; Nguyen et al., 2009; Peterson et al., 2003; Stelmack et al., 1991). Um sicherzustellen, dass die vergrößernden Sehhilfen angemessen genutzt und gepflegt werden, ist ein Training erforderlich. Weiterhin ist wichtig, dass die Klienten wissen, dass sich der Zustand ihrer Augen voraussichtlich verschlechtern wird, und dass sie in Zukunft eventuell weitere oder andere optische Geräte benötigen. Außerdem sollten sie wissen, dass nicht jedes Gerät für jede Alltagsaktivität eingesetzt werden kann und dass sie deshalb für die verschiedenen Aktivitäten mehrere Sehhilfen brauchen könnten.

Es ist äußerst wichtig, dass Ergotherapeuten diese Ergebnisse beachten und dabei im Auge behalten, dass jeder Klient mit Sehbeeinträchtigung spezielle eigene Vorlieben bezüglich der unterschiedlichen Komponenten der Rehabilitation bei Sehbeeinträchtigung hat. So sollte man zum Beispiel berücksichtigen, dass elektronische Standsysteme für manche Leseaktivitäten nicht ideal sind und dass nicht alle älteren Menschen über die finanziellen Mittel verfügen, sich elektronische Vergrößerungssysteme anzuschaffen. Daher können in manchen Fällen verordnete optische Geräte eine Alternative zu elektronischen sein (Peterson et al., 2003; Stelmack et al., 1991). Ergotherapeuten müssen auch berücksichtigen, welche Bedürfnisse ein Klient in welcher Umwelt bezüglich des Lesens hat und welche finanziellen Mittel er aufbringen kann. Mit der Anwendung eines ganzheitlichen Ansatzes in der Praxis kann die Therapeutin klientenzentriert bleiben und letztlich ermitteln, welche Intervention angemessen ist und den Bedürfnissen des Klienten am besten gerecht wird.

Ergotherapeuten müssen sich auch um die Bedürfnisse der Klienten bezüglich der Beleuchtung kümmern. Wenn auch die Evidenz nicht eine bestimmte Art von Beleuchtung stützt (Eperjesi et al., 2007; Haymes and Lee, 2006), so gibt es doch moderate Evidenz, dass Beleuchtung eine effektive Interventionsstrategie für Leseaufgaben ist (Bowers et al., 2001; Eldred, 1992). Ein älterer Mensch braucht durchschnittlich drei- bis viermal stärkere Beleuchtung als ein jüngerer. Manche älteren Menschen mit Sehbeeinträchtigung können sogar noch stärkeres Licht benötigen (Figueiro, 2001; Sanford, 1997). Oft gestaltet sich die Beleuchtung jedoch durch die Art der Lichtquellen, Blendung, Kontrast und Ausgewogenheit der Beleuchtungsstärke schwierig.

Effektive Beleuchtung muss auf den individuellen Menschen und die jeweilige Aufgabe zugeschnitten werden, weil unterschiedliche Umstände unterschiedliche Lösungen verlangen können. Allgemeine Überlegungen zur Beleuchtung sollten erhöhten Lichtbedarf, Überprüfung auf Blendung, verstärkten Kontrast, gleichmäßige Lichtstärke und verstärkte Farbwahrnehmung und Farbwiedergabe berücksichtigen (Figueiro, 2001; Noell-Waggoner, 2004). Figueiro (2001) und die Illuminating Engineering Society of North America (2007) haben einige Empfehlungen für ein Beleuchtungsniveau, das aktives Altern unterstützt, herausgebracht, einschließlich einer Raumbeleuchtung von 300 Lux und aufgabenspezifischer Beleuchtung von 1.000 Lux.

Ein aus mehreren Bestandteilen zusammengestelltes Schulungsprogramm ist die effektivste Intervention, um ADL- und IADL-Performanz zu erhalten oder zu verbessern (Birk et al., 2004; Brody et al., 2002; Eklund & Dahlin-Ivanoff, 2007; Girdler et al., 2010). Ein solches Schulungsprogramm vermittelt älteren Menschen Kenntnisse, um Probleme angehen zu können, die in ihrer eigenen Wohnung vorkommen können. Das Programm dauert oft mehrere Wochen, in denen die älteren Menschen neue Fertigkeiten erlernen und im eigenen Kontext anwenden. Meist findet es in der Gruppe statt, was auch der gegenseitigen Unterstützung dient. Außerdem wurde der multidisziplinäre Teamansatz – mit Optometristen, Ergotherapeuten, Rehabilitationslehrern für Orientierung und Mobilität, Sozialarbeitern und Psychologen oder mit verschiedenen Dienstleistungen durch einen einzelnen Praktiker – als günstig empfunden (Eklund & Dahlin-Ivanoff, 2007; Eklund et al., 2008; Markowitz et al., 2008; McCabe et al., 2000; Pankow et al., 2004). Art und Dauer der Intervention sollten auf den Klienten und seine Bedürfnisse abgestimmt sein.

Schließlich müssen sich Ergotherapeuten um alternative Beförderungssysteme in der Gemeinde kümmern, da die meisten älteren Menschen mit einer Sehbeeinträchtigung aufhören, selbst Auto zu fahren oder es zumindest einschränken (Womack, 2012), was ihren Zugang zu manchen erwünschten Betätigungen erschweren kann. Verfügbare Beförderungsmöglichkeiten in der Gemeinde zu erkunden, kann helfen, Freizeit- und soziale Partizipation aufrecht zu erhalten, kann die IADL-Ausführung unterstützen und die Lebensqualität erhöhen (Womack, 2012).

5.2 Schlussfolgerung für die Ausbildung

Sehbeeinträchtigung kann zwar auch als Einzeldiagnose vorkommen, tritt aber häufiger als Ko-Morbidität mit chronischen Krankheiten auf wie Schlaganfall, Diabetes mellitus, Arthritis und Demenz und mit allgemeiner altersbedingter funktioneller Verschlechterung. Ältere Menschen mit Sehbeeinträchtigung sehen sich daher oft mit einer Beeinträchtigung mehrerer Funktionen konfrontiert, die in der akademischen Ausbildung der Ergotherapeuten angesprochen werden. So kann es möglicherweise bei einem Klienten zu einer überwältigend großen Anzahl von Beeinträchtigungen kommen, was dazu führen kann, dass Studierende überfordert sind, Behandlungsziele in die richtige Reihenfolge zu bringen und Vorgehensweisen bei der Intervention auszuwählen. Ergotherapeutische Curricula müssen umfassende Informationen zum visuellen System und zu neurologischen, sensomotorischen, psychosozialen und kognitiven Komponenten der menschlichen Funktionsfähigkeit beinhalten, um Studierende darauf vorzubereiten, den Bedürfnissen älterer Menschen mit Sehbeeinträchtigung auf ganzheitliche Weise gerecht zu werden.

Lehrpersonen, die Informationen zu älteren Menschen mit Sehbeeinträchtigung anbieten, müssen gleichzeitig auch die bestehende Evidenz aufzeigen, die ergotherapeutische Interventionen stützt, und die von Optometristen, Augenärzten und weiteren Experten veröffentlichte Literatur in ihren Unterricht und die Unterrichtspläne integrieren. Nicht nur die Akkreditierungsstandards, sondern auch ethische Verpflichtungen verlangen, dass Studierende über vorhandene und aktuell entwickelte Standardassessments für die Population von Menschen mit Sehbeeinträchtigung informiert werden, um die nächste Generation von Ergotherapeuten angemessen vorzubereiten. Studierende müssen lernen, systematisch die Wirksamkeit ihrer Intervention zu überprüfen, und es muss ihnen zur Gewohnheit werden, ihre Forschungskompetenz im Praxisalltag anzuwenden, um bestimmte Interventionen mit Klienten zu untermauern oder zu negieren (Holm, 2000). Studierende und praktizierende Ergotherapeuten müssen ihre Interventionen überprüfen, indem sie:
- genau beobachten,
- die Beobachtungen interpretieren,
- Ziele, Ergebnisse und intervenierende Variablen reflektieren und
- mit Therapievariationen experimentieren, um die wichtigsten therapeutischen Prozesse zu ermitteln.

Zusätzlich zum starken Fundament der Evidenz, die Interventionsstrategien und standardisierte Assessment-Instrumente stützt, müssen Lehrende auch bei Hilfsmitteln, die von älteren Menschen mit Sehbeeinträchtigung genutzt werden, auf dem aktuellen Stand sein. Studierende sollten in der korrekten Anwendung von sowohl optischen als auch elektronischen Lupen ausgebildet werden, so dass sie später im klinischen Setting ihre Klienten im Gebrauch dieser Geräte unterweisen können. Als wesentliche Curriculumsinhalte der ergotherapeutischen Ausbildung auf dem Gebiet der Sehbeeinträchtigung sollten auch Kenntnisse über adäquate Beleuchtungsstrategien, Training visueller Fertigkeiten, sensorische Kompensationsstrategien, Kontrasttechniken, Problemlösefertigkeiten in Betracht gezogen werden. Ebenso sollten sich die Studierenden allgemein der gesamten Palette von Hilfsmitteln über Vergrößerung hinaus bewusst sein.

Weil Sehbeeinträchtigung eine übliche Sekundärdiagnose in der Population älterer Menschen ist, kann die Intervention in allen traditionellen Settings der praktischen Ausbildung von Klinikambulanzen bis zu Langzeitversorgung vorkommen. Studierende müssen wissen, dass sich die Sekundärdiagnose Sehbeeinträchtigung auf das Ergebnis einer Intervention auswirken kann, und dass es von daher ausschlaggebend für den Erfolg des gesamten Therapieprogramms ist, die Sehbeeinträchtigung zu berücksichtigen, auch wenn sie nicht die Hauptdiagnose ist. Studierende in gemeindenahen Settings einzusetzen, in denen ältere Menschen mit Sehbeeinträchtigung Dienstleistungen erhalten, kann ihnen außerdem nicht nur dabei helfen, außerhalb des medizinischen Modells zu denken, sondern auch klientenzentrierte Ziele anzugehen, „um Gesundheit und Teilhabe am Leben durch die Beteiligung an Betätigung zu unterstützen" (AOTA, 2008).

Das fortwährende Bemühen, die Kluft zwischen Forschung und Praxis zu überbrücken, kann erfolgreich werden, indem die Partnerschaft zwischen Lehrkörper und Studierenden einerseits und Ergotherapeuten, die im klinischen Setting ältere Menschen mit Sehbeeinträchtigung behandeln andererseits, vertieft wir. Diese Forschungspartnerschaft kann zu einer wertvollen Evidenz führen und die Ergotherapie bei Klienten mit Sehbeeinträchtigungen unterstützen.

5.3 Schlussfolgerung für die Forschung

Die systematischen Reviews zu Ergotherapie für ältere Menschen mit Sehbeeinträchtigung haben zwar ergeben, dass die verfügbare Evidenz, die die ergotherapeutische Intervention für diese Klientenpopulation stützt, zunimmt, dennoch besteht weiterhin Bedarf, die derzeitige Literatur durch zusätzliche Forschung zu erweitern. Die Forschung stützte mehrere Interventionsstrategien, aber in manchen Fällen begrenzten die geringe Teilnehmerzahl, fehlende Kontrollgruppen oder eine zu geringe Anzahl an Forschungsstudien die Aussagekraft der Evidenz. Weitere Forschung, auch mit größeren Stichproben und unterschiedlichen Diagnosen, die zu Sehbeeinträchtigung führen, ist auf jeden Fall notwendig, um Ergotherapie für ältere Menschen mit Sehbeeinträchtigung zu fördern.

Ein Bereich, der weitere Forschung verdient, ist die Zusammensetzung des Rehabilitationsteams sowie die Entwicklung von Modellprogrammen für die Rehabilitation bei Sehbeeinträchtigung. Die systematischen Reviews entdeckten mehrere Studien, die die Effektivität eines Gesamtprogramms bei Sehbeeinträchtigung untersuchten. Diesen Programmen mangelte es aber an Einheitlichkeit bezüglich der Mitarbeiter im Team, deren Rollen, der Anzahl der Therapiesitzungen und der Art von Interventionen in den Programmen (Eklund & Dahlin-Ivanoff, 2007; Eklund et al., 2008; Goodrich et al., 2006; La Grow, 2004; Markowitz et al., 2008; McCabe et al., 2000; Pankow et al., 2004; Reeves et al., 2004; Scanlan & Cuddeford, 2004; Stelmack et al., 2008), wodurch es schwierig wurde, sie einheitlich zu evaluieren. Auch wenn das Gesamtergebnis zeigt, dass multidisziplinäre Teams mit Ergotherapie effektiv sind (Eklund & Dahlin-Ivanoff, 2007; Eklund et al., 2008; Markowitz et al., 2008; McCabe et al., 2000; Pankow et al., 2004), wird weitere Forschung benötigt, um das effektivste Gesamtprogramm und die effektivste Teamzusammenstellung zu ermitteln.

Zusätzlich zur Forschung zu ergotherapeutischer Intervention innerhalb des multidisziplinären Teams ist auch noch Forschung zu speziellen ergotherapeutischen Interventionsstrategien notwendig. So zeigen die Ergebnisse des systematischen Reviews zum Beispiel, dass moderate Evidenz die Anwendung von elektronischen Standlupen stützt, um die Lesegeschwindigkeit von älteren Menschen mit Sehbeeinträchtigung zu erhöhen. Inzwischen ist für sie jedoch eine wachsende Zahl neuer Optionen für elektronische Vergrößerung im Handel erhältlich. Der schnelle technologische Fortschritt wird mehr Forschung zur Wirksamkeit dieser neuen Geräte erfordern.

Weitere Bereiche, die Forschung erfordern, sind das Training visueller Fertigkeiten, Ordnungsstrategien und Mobilität in der Gemeinde. Der systematische Review fand nur begrenzte Evidenz für diese Interventionsstrategien. Daher könnte die evidenzbasierte Behandlungsplanung sehr von mehr qualitativ hochwertigen Studien zu diesen speziellen Strategien profitieren und letztlich für diese Klienten-Population zu verbesserten Ergebnissen führen.

Schließlich muss weitere Forschung auch die Förderung funktioneller Gesundheitskompetenz einschließen, bzw. die Fähigkeit, Informationen zu sammeln, zu interpretieren und zu nutzen, um passende gesundheitsbezogene Entscheidungen zu treffen (AOTA, 2011), nicht nur bei der allgemeinen Bevölkerung, sondern speziell bei älteren Menschen. Funktionelle Gesundheitskompetenz muss, besonders bei der Behandlung älterer Menschen mit Sehbeeinträchtigung, berücksichtigt werden, damit diese Klienten die qualifizierten Empfehlungen der Ergotherapeutin verstehen und in ihr tägliches Leben integrieren können.

Da Sehbeeinträchtigung in der älteren Generation oft mit Depression, kognitivem Abbau, Hörverlust und physischen Einschränkungen durch verschiedene Umstände einhergeht (Perlmutter et al., 2010), muss zukünftige Forschung zusätzlich prüfen, wie Menschen mit mehrfachen gesundheitlichen Einschränkungen erfolgreich ihre Gesundheit erhalten und weiterhin an für sie bedeutungsvollen Betätigungen teilhaben können. Es ist sehr wichtig, dass zukünftige Forschung auf diese Überlegungen eingeht, da sie das Tor zur weiteren Bereitstellung fortschrittlicher Interventionen und Dienstleistungen bleibt. Spezifischere Empfehlungen auf der Grundlage der Ergebnisse der systematischen Reviews sind in **Tabelle 5-1** zu finden.

Evidenzlevel

A – Starke Empfehlung, die Intervention routinemäßig in der Ergotherapie für geeignete Klienten anzuwenden. Der Literaturreview stellte eine gute Evidenzlage fest, dass die Intervention wichtige Ergebnisse verbessert und kam zu dem Schluss, dass die Vorteile im Vergleich zu den Nachteilen überwiegen.

B – Empfehlung, die Intervention routinemäßig in der Ergotherapie für geeignete Klienten anzuwenden. Der Literaturreview stellte mindestens eine gute Evidenz fest, dass die Intervention wichtige Ergebnisse verbessert und kam zu dem Schluss, dass die Vorteile im Vergleich zu den Nachteilen überwiegen.

C – Keine Empfehlung für oder gegen Anwendung dieser Intervention in der Ergotherapie. Der Literaturreview stellte mindestens einen ordentlichen Beweis fest, dass durch die Intervention gewünschte Ergebnisse verbessert wurden und kam zu dem Schluss, dass ähnlich viele Vorteile und Nachteile existieren, sodass keine Empfehlung ausgesprochen werden kann.

D – Die Anwendung dieser Intervention von Ergotherapeuten an ihre Klienten ist nicht empfohlen. Der Literaturreview stellte mindestens einen anständigen Beweis fest, dass die Intervention uneffektiv ist oder die Nachteile den Vorteilen überwiegen.

I – Ungenügende Beweislage, um eine Empfehlung für oder gegen den Einsatz dieser Intervention in der Ergotherapie auszusprechen. Beweise für die Wirksamkeit dieser Intervention fehlen, haben eine schlechte Qualität oder sind widersprüchlich. Es kann das Verhältnis zwischen den Vor- und Nachteilen nicht ermittelt werden.

Tabelle 5-1: Empfehlungen für ergotherapeutische Interventionen bei älteren Menschen mit Sehbeeinträchtigung

Empfohlen	keine Empfehlung	nicht empfohlen
Einsatz von Problemlösestrategien, um Partizipation an ADL- und IADL-Aufgaben, Freizeit und sozialer Partizipation zu erhöhen (A)	Farbfilter erhöhen nicht die Leseperformanz (B)	
Ein mehrere Bestandteile umfassendes Training für Patienten zwecks verbesserter Betätigungsperformanz (A)	Bevorzugtes Nutzen von entweder binokularem oder monokularem Sehen zum Lesen (I)	
Stärkere Beleuchtung, um die Betätigungsperformanz zu verbessern (B)	Einsatz einer speziellen Lichtquelle (I)	
Stärkere Beleuchtung, um die soziale Partizipation zu verbessern (B)		
Standlupen, um die Lesegeschwindigkeit und Ausdauer zu erhöhen (B)		
Schulungsprogramme für verbesserte Selbstständigkeit beim Autofahren und Mobilität in der Gemeinde (B)		
Einsatz von BiOptics, um simulierte und reale Fahrfertigkeiten und Außenmobilität zu verbessern (B)		
Kontrast und Schriftart (ohne Serifen), Schriftgröße (14-16 Punkt) und gleichmäßige Abstände, um die Lesbarkeit des Drucks zu verbessern (B)		
Einsatz von Kontrast, z. B. gelbes Markierungsklebeband, Farbfilter, einen weißen Teller auf dunklem Set nutzen, um die Teilhabe an Betätigungen zu verbessern (C)		
Einsatz von vergrößernden Sehhilfen (z. B. Brillengläser mit hoher Stärke, beleuchtete und unbeleuchtete Hand- und Standlupen, Linsen mit hoher Stärke, Teleskope, elektronische Vergrößerung wie Bildschirmlesegeräte), um die Lesegeschwindigkeit zu erhöhen und den Grad der Behinderung bei der Ausführung von ADL zu verringern (C)		
Training des exzentrischen Sehens, um besser lesen zu können (C)		
Exzentrisches Sehen kombiniert mit Instruktion zu Vergrößerung, um besser lesen zu können (C)		
Exzentrisches Sehen mit spezifischen Softwareprogrammen für Nahsicht und ADLs (C)		
Einsatz optischer Vergrößerung statt am Kopf befestigter Vergrößerungssysteme zum schnelleren Lesen (C)		
Einsatz sensorischer Ersatzstrategien (z. B. Hörbücher), um die Teilhabe an erwünschten Betätigungen aufrecht zu erhalten (C)		
Einsatz von Kontrast für verbessertes Lesen; farbige Folie/Farbfilter (I)		
Einsatz einer Lesebrille, um besser lesen zu können (I)		
Einsatz von Ordnungsstrategien, um die Sehbeeinträchtigung zu kompensieren (I)		

Anmerkung: Die Kriterien für die Evidenzlevel (A, B, C, I, D) basieren auf Standardsprache (Agency for Healthcare Research and Quality, 2009). Vorgeschlagene Empfehlungen basieren auf der verfügbaren Evidenz und enthalten die klinische Erfahrung von Experten in Bezug auf die Beurteilung des Nutzens der Intervention in der Praxis.
ADL = Aktivitäten des täglichen Lebens; IADLs instrumentelle Aktivitäten des täglichen Lebens;

6 Anhänge

A Vorbereitung und Qualifikationen von Ergotherapeuten und Ergotherapie-Assistenten

Wer sind Ergotherapeuten?

Um als Ergotherapeutin zu praktizieren, hat die Person in den Vereinigten Staaten:
- das vom Accreditation Council for Occupational Therapy Education (ACOTE®) bzw. seinen Vorgängerorganisationen zertifizierte ergotherapeutische Programm absolviert;
- erfolgreich einen Zeit lang Praxiserfahrung unter Begleitung eines erfahrenden Ergotherapeuten gesammelt in einer dafür anerkannten Bildungseinrichtung, die den akademischen Anforderungen an ein Bildungsprogramm für Ergotherapeuten, das durch die ACOTE bzw. Vorgängerorganisationen zertifiziert worden ist, anerkannt wurde;
- hat einen national anerkannten Aufnahmetest für Ergotherapeuten bestanden; und
- erfüllt die staatlichen Anforderungen für die Zulassung, Zertifizierung bzw. Registrierung.

Bildungsprogramme für Ergotherapeuten

Diese beinhalten Folgendes:
- Biologie, Physische-, Sozial- und Verhaltenswissenschaften
- Grundprinzipien der Ergotherapie
- Theoretische Perspektiven der Ergotherapie
- Screening-Erfassung
- Formulierung und Implementierung eines Interventionsplanes
- Kontext von Berufsausübung
- Management der ergotherapeutischen Dienste (Master-Abschluss)
- Mitarbeiterführung und Management (Doktorabschluss)
- Berufsethik, Werte und Verantwortlichkeiten

Die praktische Arbeit als Bestandteil des Programmes wurde dafür entworfen, kompetente und generalistische Berufseinsteiger in der ergotherapeutischen Ausbildung zu entwickeln, indem eine Vielzahl an Erfahrung über Klienten aller Altersgruppen in einer Vielzahl von Behandlungssettings vermittelt wird. Die praktische Arbeit ist ein integraler Bestandteil des Curriculums des Kurses, beinhaltet vertiefte Erfahrung in der Anwendung von ergotherapeutischer Behandlung gegenüber Klienten und fokussiert die Anwendung von zielgerichteter und aussagekräftiger Betätigung beziehungsweise Forschung, Administration und Management von ergotherapeutischen Dienstleistungen. Die Erfahrungen aus der praktischen Arbeit dienen der Förderung des Clinical Reasoning und der reflektierenden Praxis, um die Werte und Vorstellungen, die die ethische Praxis ermöglichen, zu leiten und Professionalismus sowie Kompetenzen in Karrierezuständigkeiten zu entwickeln. Von Doktoranden wird verlangt, eine empirische Untersuchung durchzuführen, die sie in die Lage versetzt, erweiterte Kompetenzen, über das generalistische Niveau hinaus, zu entwickeln.

Wer sind Ergotherapie-Assistenten?

Um als Ergotherapie-Assistent zu arbeiten, hat die Person in den Vereinigten Staaten:
- das vom ACOTE bzw. seinen Vorgängerorganisationen zertifizierte Programm für Ergotherapie-Assistenten absolviert
- erfolgreich eine Zeitlang Praxiserfahrung unter Begleitung eines erfahrenden Ergotherapeuten gesammelt in einer dafür anerkannten Bildungseinrichtung, die den akademischen Anforderungen an ein Bildungsprogramm für Ergotherapeuten, das durch die ACOTE bzw. Vorgängerorganisationen zertifiziert worden ist, anerkannt wurde;
- einen national anerkannten Aufnahmetest für Ergotherapeuten bestanden und

- erfüllt die staatlichen Anforderungen für die Zulassung, Zertifizierung bzw. Registrierung.

Bildungsprogramme für den Ergotherapie-Assistenten

Diese beinhalten Folgendes:
- Biologie, Physische-, Sozial- und Verhaltenswissenschaften
- Grundprinzipien der Ergotherapie
- Theoretische Perspektiven der Ergotherapie
- Screening-Erfassung
- Formulierung und Implementierung eines Interventionsplanes
- Kontext von Berufsausübung
- Assistenz im Organisieren von Ergotherapie

Die praktische Arbeit als Bestandteil des Programmes wurde dafür entworfen, kompetente und generalistische Berufseinsteiger in der ergotherapeutischen Ausbildung zu entwickeln, indem eine Vielzahl an Erfahrung über Klienten aller Altersgruppen in einer Vielzahl von Behandlungssettings vermittelt wird. Die praktische Arbeit ist ein integraler Bestandteil des Curriculums des Kurses und beinhaltet vertiefte Erfahrung in der Anwendung von ergotherapeutischer Behandlung gegenüber Klienten und fokussiert die Anwendung von zielgerichteter und aussagekräftiger Betätigung. Die Erfahrungen aus der praktischen Arbeit dienen der Förderung des Clinical Reasoning und der reflektierenden Praxis, um die Werte und Vorstellungen, die die ethische Praxis ermöglichen, zu leiten und Professionalismus sowie Kompetenzen in Karrierezuständigkeiten zu entwickeln.

Regulierung der ergotherapeutischen Praxis

Alle Ergotherapeuten und Ergotherapie-Assistenten müssen nach föderalem und staatlichem Gesetz agieren. Derzeit haben 50 Staaten, der District of Columbia, Puerto Rico und Guam Gesetze zur Regulierung der ergotherapeutischen Praxis beschlossen.

B Selected *Current Procedural Terminology*™ (CPT) Codes for Occupational Therapy Evaluations and Interventions for Older Adults With Low Vision

The following chart can guide occupational therapists in making clinically appropriate decisions in selecting the most relevant *CPT* code to describe occupational therapy evaluation and intervention for older adults. Occupational therapy practitioners should use the most appropriate code from the current *CPT* manual on the basis of specific services provided, individual patient goals, payer coding and billing policy, and common usage.

Examples of Occupational Therapy Evaluation and Intervention	Suggested *CPT* Codes
Evaluation	
Consists of the initial evaluation of the older adult's status and performance in areas of occupation, performance skills, performance patterns, context and environment, activity demands, and client factors. • Perform functional evaluation using standardized assessments (e.g., Canadian Occupational Performance Manual, Brain Injury Visual Assessment Battery for Adults). • Use nonstandardized assessment methods, such as observation of the client performing tasks that require visual function such as reading mail, managing medications, cooking, or applying make-up.	97003—Occupational therapy evaluation

(Continued)

Examples of Occupational Therapy Evaluation and Intervention	Suggested *CPT* Codes
• Gather data from various other sources (e.g., medical record, occupational profile, interview, caregivers, significant others). • Develop individual goals to address performance deficits or enhance strengths.	
Formal reassessment of changes in performance resulting from changes in status or diagnosis or if intervention plans need significant revisions. • Reassessment of an older adult's status and progress, usually after a change in patient status, using standardized and non-standardized assessments.	**97004**—Occupational therapy reevaluation
• Administer, interpret, and report findings from assistive technology assessment to identify technology to improve an older adult's specific area of function, such as the use of a portable magnification system.	**97755**—Assistive technology assessment (e.g., to restore, augment, or compensate for existing function, optimize functional tasks, or maximize environmental accessibility), direct one-on-one contact by provider, with written report, each 15 minutes
• Participate in a medical team conference as part of a diagnostic or evaluation team whereby the team discusses the evaluation findings, diagnoses, and recommendations with a client and his or her family.	**99366**—Medical team conference with interdisciplinary team of health care professionals, face-to-face with patient or family, 30 minutes or more, participation by nonphysician qualified health care professional
• Participate in a medical team conference as part of a diagnostic or evaluation team whereby the team reviews evaluation findings and clarifies diagnostic considerations and recommendations before meeting with a client and his or her family.	**99368**—Medical team conference with interdisciplinary team of health care professionals, patient or family not present, 30 minutes or more, participation by nonphysician qualified health care professional
Intervention	
Intervene through modulation (facilitation and inhibition) of sensory input and stimulation of motor responses using neuromuscular reeducation and neurorehabilitation approaches. • Application of neurorehabilitation techniques to facilitate motor and sensory processing and promote adaptive responses to sitting, standing, and posturing to facilitate participation in desired occupation (e.g., using a computer, playing catch with grandchildren). • Develop and train in use of motor responses to effect change in functional performance and limit risk of fall (e.g., toileting, toilet transfers, bathing, tub transfers).	**97112**—Therapeutic procedure, one or more areas, each 15 minutes; neuromuscular reeducation of movement, balance, coordination, kinesthetic sense, posture, or proprioception for sitting or standing activities
• Use of selected individualized therapeutic activities as an intervention to improve performance of specific functional tasks (e.g., use of a light training board to improve visual scanning or therapeutic activities to increase hand dexterity or coordination to use low-vision devices).	**97530**—Therapeutic activities, direct (one-on-one) patient contact by the provider (use of dynamic activities to improve functional performance), each 15 minutes

(Continued)

Examples of Occupational Therapy Evaluation and Intervention	Suggested *CPT* Codes
• Develop compensatory methods (e.g., medication timer or planner) to provide auditory cueing to take medication. • Develop and instruct older adult in compensatory strategies for completion of daily home management activities such as meal preparation and clothes washing. • Train in methods of adapting bathroom, bathing routine, and habits to improve safety and independence for bathing task.	**97535**—Self-care and home management training (e.g., activities of daily living) and compensatory training, meal preparation, safety procedures, and instruction in use of assistive technology devices and adaptive equipment, direct one-on-one contact by provider, each 15 minutes
• Provide individualized intervention focusing on community or work integration. • Teach community mobility skills using public or alternative transportation methods. • Instruct an older adult in driving retraining skills to help compensate for visual impairment after a stroke.	**97537**—Community or work reintegration training (e.g., shopping, transportation, money management, avocational activities, and work environment or modification analysis, work task analysis, use of assistive technology device or adaptive equipment), direct one-on-one contact by provider, each 15 minutes
• Direct group activities for two or more clients to support a common goal, such as learning problem-solving strategies or organizational strategies. • Provide group intervention focusing on diabetic self-management techniques that include low vision–related techniques.	**97150**—Therapeutic procedure or procedures, group (two or more individuals; group therapy procedures involve constant attendance by the physician or therapist but by definition do not require one-on-one patient contact by the physician or therapist)

Note. Medical team conferences are not billable to Medicare; however, these codes may be useful for reporting productivity. These codes do not represent all of the possible codes that may be used in occupational therapy evaluation and intervention. Not all payers will reimburse for all codes. Codes shown refer to *CPT 2013*. Refer to *CPT 2013* for the complete list of available codes.

CPT codes are updated annually. New and revised codes become effective January 1. Always refer to the updated annual *CPT* publication for most current codes.

CPT 2013™ is a trademark of the American Medical Association. *Current Procedural Terminology (CPT)* five-digit codes, two-digit codes, modifiers, and descriptions are copyright © by the American Medical Association. All rights reserved.

C Evidenzbasierte Praxis

Ergotherapeuten und Ergotherapie-Assistenten wie auch viele andere in Gesundheitsberufen Tätige müssen angesichts der Anforderungen von Kostenträgern, Gesetzgebern und Verbrauchern in zunehmendem Maß ihre klinische Effektivität nachweisen. Außerdem haben sie ein Interesse daran, klientenzentrierte, von Evidenz gestützte Dienstleistungen anzubieten, die effizient und kostengünstig erbracht werden. Seit den letzten 20 Jahren wird evidenzbasierte Praxis (EBP) weithin als Ansatz effektiver Dienstleistungen im Gesundheitswesen empfohlen.

Seit 1998 hat der Amerikanische Ergotherapieverband (AOTA) eine Reihe von EBP-Projekten durchgeführt, um seine Mitglieder zu unterstützen, die Herausforderungen anzunehmen, Literatur zu finden und nach Evidenz zu suchen, die dann die Praxis durchdringt (Lieberman & Scheer, 2002). Nach den Grundsätzen der Evidenzbasierung von Sackett, Rosenberg, Muir Gray, Haynes und Richardson (1996) bauen die AOTA-Projekte auf dem Prinzip auf, dass EBP sich in der Ergotherapie auf die Integration von Informationen aus drei Quellen stützt: 1. klinische Erfahrung und Reasoning, 2. Vorlieben der Klienten und ihrer Familien und 3. Ergebnisse der qualitativ hochwertigsten verfügbaren Forschung.

Einen Hauptschwerpunkt der AOTA EBP-Projekte bildet ein fortlaufendes Programm systematischer Reviews der multidisziplinären wissenschaftlichen Literatur mit fokussierten Fragen und Standardvorgehensweisen, um praxisrelevante Evidenz zu finden und deren Auswirkungen auf die praktische Arbeit, Ausbildung und Forschung zu diskutieren. Systematische Literaturreviews zur Sehbeeinträchtigung älterer Menschen stärken das Verstehen der Grundlagen dieses wichtigen Praxisbereichs.

Nach Law und Baum (1998) nutzt *evidenzbasierte Ergotherapie* „Forschungsnachweise zusammen mit klinischen Kenntnissen und klinischem Reasoning, um Entscheidungen zu Interventionen zu treffen, die für einen bestimmten Klienten effektiv sind." Die evidenzbasierte Sichtweise gründet sich auf der Annahme, dass ein wissenschaftlicher Nachweis der Effektivität ergotherapeutischer Intervention als mehr oder weniger stark und valide eingestuft werden kann, entsprechend der Hierarchie des Studiendesigns, eines Assessments der Forschungsqualität oder beidem. Der AOTA setzt Evidenzstandards ein, die sich an denen evidenzbasierter Medizin orientieren.

Dieses Modell standardisiert und ordnet den Wert wissenschaftlicher Evidenz für biomedizinische Praxis mit Hilfe des Bewertungssystems aus **Tabelle C-1** ein. In diesem System gehören systematische Literaturreviews, Meta-Analysen und randomisierte kontrollierte Studien (RCTs) zum höchsten Evidenzgrad, *Level I*. Bei RCTs werden die Teilnehmer zufällig einer Interventionsgruppe bzw. einer Kontrollgruppe zugeordnet und dann die Ergebnisse beider Gruppen verglichen. Bei *Level-II-Studien* geschieht die Zuordnung zu einer Behandlungs- und einer Kontrollgruppe nicht randomisiert (Kohortenstudie), bei *Level-III* Studien gibt es keine Kontrollgruppe, *Level-IV* Studien arbeiten mit Einzelfallstudien mit einem experimentellen Design, das manchmal auch bei mehreren Teilnehmern angewendet wird und *Level V* Studien nutzen Fallbeispiele und Expertenmeinung, die auch narrative Literaturreviews und Konsensstatements enthalten.

Diese systematischen Reviews wurden vom AOTA als Teil des evidenzbasierten Praxis-Projekts initiiert und unterstützt. Sowohl das National Office des AOTA als auch dessen Mitglieder äußerten 2009 Interesse daran, eine EBP-Leitlinie zu Ergotherapie für ältere Menschen mit Sehbeeinträchtigung zu entwickeln wegen des vermehrten Auftretens und wegen AOTAs Interesse, sein Hauptaugenmerk auf Bereiche zu richten, die mit der Zertifizierung zum fortgeschrittenen oder spezialisierten Ergotherapeuten zusammenhängen. Man war davon überzeugt, dass die EBP-Leitlinie Ergotherapeuten Ergebnisse bieten könnte, die die praktische Arbeit auf diesem Gebiet leiten und unterstützen würde. Außerdem würde eine Praxisleit-

Tabelle C-1: Evidenzlevel für die ergotherapeutische Ergebnisforschung

Evidenzlevel	Definition
I	Systematische Reviews, Meta-Analysen, randomisierte kontrollierte Studien
II	
III	zwei Gruppen, nicht-randomisierte Studien (z.B. Kohorten-, Fall-Kontroll-Studie)
IV	eine Gruppe, nicht-randomisiert (z.B. vorher/nachher, Pretest/Posttest)
V	beschreibende Studien mit Analyse der Ergebnisse (z.B. Single-Subject Design, Fallserien) Fallberichte und Expertenmeinung mit narrativen Literaturreviews und Konsensstatements

Zur Beachtung: Aus „Evidence-Based Medicine: What It Is and What It Isn't," by D.L. Sackett, W.M. Rosenberg, J.A. Muir Gray, R.B. Haynes, & W.S. Richardson, 1996, *British Medical Journal, 312*, pp. 71–72. Copyright © 1996 by the British Medical Association. Genehmigte Anpassung.

linie die Rolle der Ergotherapie in der Öffentlichkeit unterstützen. Für die systematischen Reviews ergotherapeutischer Interventionen für ältere Menschen mit Sehbeeinträchtigung wurden vier Fragen entwickelt. Die Fragen wurden zusammen mit einer beratenden Gruppe von Experten auf dem Gebiet der Sehbeeinträchtigung innerhalb und außerhalb der Ergotherapie erstellt.

Folgende gezielte Fragen aus dem Review sind in dieser Praxisleitlinie enthalten:
- Welche Evidenz gibt es für die Effektivität von Umweltinterventionen aus dem Bereich der Ergotherapie bezüglich Erhalt, Wiederherstellung oder Verbesserung der Performanz von Aktivitäten des täglichen Lebens (ADLs) und instrumentellen Aktivitäten des täglichen Lebens (IADLs) im häuslichen Umfeld älterer Menschen mit Sehbeeinträchtigung?
- Welche Evidenz gibt es für die Effektivität von Interventionen aus dem Bereich der Ergotherapie zur Verbesserung der Fähigkeit älterer Menschen mit Sehbeeinträchtigung, optische, nicht-optische und elektronische Lupen einzusetzen, um für die Ausführung von Betätigung Erforderliches zu lesen?
- Welche Evidenz gibt es für die Effektivität von Interventionen aus dem Bereich der Ergotherapie zur Verbesserung des Autofahrens und der Mobilität in der Gemeinde älterer Menschen mit Sehbeeinträchtigung?
- Welche Evidenz gibt es für die Effektivität von Umweltinterventionen aus dem Bereich der Ergotherapie bezüglich Erhalt, Wiederherstellung oder Verbesserung der Performanz von Freizeit- und sozialer Partizipation älterer Menschen mit Sehbeeinträchtigung?

Methode

Suchbegriffe für die Reviews wurden von einem Berater des EBP-Projekts und von Mitarbeitern des AOTA gemeinsam mit den Autoren jeder Frage entwickelt und von der beratenden Gruppe überprüft. Die Suchbegriffe wurden nicht nur entwickelt, um sachdienliche Artikel zu finden, sondern auch, um dafür zu sorgen, dass die für den spezifischen Thesaurus jeder Datenbank relevanten Begriffe berücksichtigt wurden. **Tabelle C-2** nennt die Suchbegriffe in Bezug auf Populationen und Interventionen, die in jedem systematischen Review genutzt wurden. Ein Bibliothekar aus dem Bereich medizinischer Forschung mit Erfahrung in systematischer Reviewsuche führte die gesamte Suche aus und bestätigte bzw. verbesserte die Suchstrategien.

Ein- und Ausschlusskriterien sind besonders wichtig im Prozess des systematischen Reviews, weil sie die Struktur für Qualität, Art und Erscheinungsjahr der im Review berücksichtigten Publikationen bieten. Der Review für alle vier Fragen wurde auf von Experten begutachtete (peer reviewed) wissenschaftliche Literatur auf Englisch begrenzt. Er enthielt auch zusammengefasste Informationsquellen der Cochrane Collaboration.

Die im Review enthaltene Literatur wurde zwischen 1990 und 2010 veröffentlicht, bei den Studienpopulationen handelte es sich um ältere Menschen mit Sehbeeinträchtigung, überwiegend im Alter von 65 Jahren und älter. Bei den im Review berücksichtigten Studien ging es um Interventionsansätze innerhalb des ergotherapeutischen Gegenstandsbereichs und im Aufgabenbereich der Ergotherapie. Nicht berücksichtigt wurden Daten aus Präsentationen, Tagungsbänden, aus Forschungsliteratur, die vor der Veröffentlichung nicht von Experten begutachtet wurde (peer reviewed), Dissertationen und Abschlussarbeiten. Nur Level I, II und III Evidenz wurde im Review aufgenommen.

Insgesamt wurden 2.356 Zitationen und Abstracts durchgesehen. Die Suche nach ADL- und IADL-Partizipation ergab 510 Quellen, zur Frage der Optik 268, zum Autofahren 973 und zu Freizeit und sozialer Partizipation fanden sich 605 Quellen. Der Berater des EBP-Projektes sortierte im ersten Schritt Literatur aufgrund der Zitationen und Abstracts aus. Die Reviews wurden in Partnerschaften von akademischem Lehrpersonal gemeinsam mit Ergotherapiestudierenden im Aufbaustudium durchgeführt. Die Reviewteams sortierten im nächsten Schritt nochmals Quellen aufgrund weiterer Überprüfung der Zitationen und Abstracts aus. Dann wurde der vollständige Text der potenziell in Frage kommenden Artikel eingeholt und die Reviewteams bestimmten aufgrund von vorher festgelegten Ein- und Ausschlusskriterien, welche Artikel tatsächlich Berücksichtigung fanden.

Insgesamt wurden 70 Artikel in den endgültigen Review aufgenommen. **Tabelle C-3** zeigt die Anzahl und den Evidenzlevel der zu den einzelnen Reviewfragen aufgenommenen Artikel. Die Teams zu jeder Frage überprüften die Artikel hinsichtlich ihrer Qualität (wissenschaftliche Stringenz, keine systematischen Fehler/Verzerrungen) und des Evidenzlevels. Jeder aufgenommene Artikel wurde dann mit Hilfe einer Evidenztabelle, die eine knappe Darstellung der Methode und Ergebnisse bot, zusammengefasst sowie die Stärken und Schwächen der Studie aufgrund des Designs und der Methodologie bewertet.

Tabelle C-2: Suchbegriffe für systematische Reviews zu ergotherapeutischen Interventionen für ältere Menschen mit Sehbeeinträchtigung

Kategorie	Wichtigste Suchbegriffe
Population	Altern, Alte, ältere Menschen, Senioren mit altersbedingter Makuladegeneration, Katarakt, zentrale Sehbeeinträchtigung, diabetische Retinopathie, Glaukom, Hemianopsie, Sehbeeinträchtigung, Makula, neurologische Beeinträchtigungen, teilweises Sehen, periphere Sehbeeinträchtigung, Retina, Retinitis pigmentosa, Morbus Stargardt, Sehstörungen, Gesichtsfelder, Sehbeeinträchtigung, Personen, die sehbeeinträchtigt sind
Intervention – Teilhabe an (instrumentellen) Aktivitäten des täglichen Lebens	Aktivitäten des täglichen Lebens (baden, anziehen, essen, Toilettengang, gehen), instrumentelle Aktivitäten des täglichen Lebens (kochen, einkaufen, Medikamenteneinnahme, telefonieren, Umgang mit Geld), akustische/Audiohinweise, Hilfsmittel, adaptive Techniken, zuhause alt werden, Raumbeleuchtung, Markierung von Geräten, technische Hilfsmittel, Farbe, Kompensation, Kontrast, Kontrastsensitivität, Hell-/Dunkelanpassung, Depression, exzentrisch, Umwelt, Umweltintervention, Umweltänderung/-anpassung, Sturzprophylaxe, Stürze, Blendung, Blendung reduzieren, Beleuchtungsstärke, Beleuchtung, Intervention, Beschriften, Großdruck, Lebensraum, Ausleuchtung, Rehabilitation bei Sehbeeinträchtigung, markieren, Mobilität, Ergotherapie, Organisation, Muster, Lebensqualität, Lesetempo oder -menge, Rehabilitation, Sicherheit, Bewusstsein für den Gesichtsfeldausfall, Spektralfilter, taktile Hinweise, taktile Markierung, Arbeitsbeleuchtung, Reisegefahren, Sehtraining, visuelle Hinweise, visuelle Umwelt
Intervention – Lesen mit Lupe und anderen Hilfsmitteln	Aktivitäten des täglichen Lebens, Hilfsmittel, zuhause alt werden, technische Hilfsmittel, Audiogeräte, bifokale Brille, BiOptics, Klientenschulung, Bildschirmlesegerät (CCTV), Kontrast, Kontrastsensitivität, Depression, Hilfsmittel-Training, exzentrisches Sehen, elektronische Vergrößerung, elektronische(s) Lesesoftware/Lesegerät, Ergonomie, instrumentelle Aktivitäten des täglichen Lebens, Großdruck, vergrößernde Sehhilfen, Rehabilitation und Training bei Sehbeeinträchtigung, Vergrößerung, Medikamentenaufdruck, Mikroskop mit Brille, Mikroskop-Brille, MNRead Acuity Chart, nicht-optisches Gerät, Ergotherapie, optisches Gerät, Optik, Pepper Reading Skills for Reading Test, tragbare elektronische Lupe, bevorzugter retinaler Fixationspunkt, Verordnungsaufdruck, Prismen, Lebensqualität, lesen und schreiben (Speisekarte lesen, Zeitung lesen, Rezept lesen), Leseverständnis, Lesegerät, flüssiges Lesen, Lesemenge, Lesetempo, relative Entfernung, relative Größe, Bewusstsein für den Gesichtsfeldausfall, sensorische Hilfen, Brille, Teleskop, Videovergrößerung, Web design
Intervention – Autofahren und Mobilität in der Gemeinde	AARP/Car Fit, Fahren mit BiOptics, bioptische Linse, BiOptics, Mobilität in der Gemeinde, Integration in die nähere Umgebung, Kontrast/Kontrastsensitivität, Depression, Fahrschule, Autofahren, Fahrevaluation, Erweiterung des Gesichtsfelds, Ausdehnung des Gesichtsfelds, Blendung, Intervention, Sehbeeinträchtigungs-Rehabilitation, Prismen, Verarbeitungstempo, Programmeffektivität, Lebensqualität, Reaktionszeit, eingeschränkte Fahrerlaubnis, Verkehrssicherheit, Beförderung, Beförderungsoptionen für ältere Menschen, nutzbares Blickfeld, Sehtraining, Gesichtsfeld
Intervention – Freizeit- und soziale Partizipation	Barrierefreiheit, Aktivitätseinschränkung, Aktivitätsausführung, Adaptation, angepasste Ausstattung, Anpassung, Anpassung an Sehverlust, technische Hilfsmittel, Mobilität in der Gemeinde, Kompensation, Kompensationstechniken, Bewältigung, kulturelle Aktivitäten, Alltag, Depression, Teilhabe/Einsamkeit, Umweltanpassung, Umwelt, Familie, Gärtnern, Beleuchtung, Intervention, Freizeit (auch spezifische Freizeitaktivitäten wie Fernsehen, Lesen, Reisen, mobil Telefonieren, Mobilität, Zugang zu Transportmitteln), Freizeitaktivitäten, körperliche Freizeitaktivitäten, Lebenszufriedenheit, longitudinal, mentale Gesundheit, Ergotherapie, Partizipation, passive Freizeit, körperliche Aktivität, Problemlösen, psychosoziale Anpassung, Lebensqualität, Erholung, Erholungsaktivitäten, Rehabilitation, Ressourcen, Bewusstsein für den Gesichtsfeldausfall, Sozialisation, soziale Teilhabe, soziale Beschäftigung, soziale Unterstützung, Sport, Stress, Arbeitsplatzausleuchtung, mit dem Sehen zusammenhängende Lebensqualität, Ehrenamtlicher, Wohlbefinden

Die Stärke der Evidenz gründet sich auf der U.S. Preventive Services Task Force (http://www.uspreventiveservicestaskforce.org/uspstf/grades.htm). Die Bezeichnung *starke Evidenz* beinhaltet einheitliche Ergebnisse aus gut durchgeführten Studien, meist mindestens zwei RCTs. Die Bezeichnung *moderate Evidenz* kann aufgrund eines RCTs oder von zwei oder mehr Studien mit niedrigerem Evidenzlevel vergeben werden. Auch können ein paar Ungereimtheiten bei den Ergebnissen einzelner Studien die Einstufung als starke Evidenz verhindern. Die Bezeichnung *begrenzte Evidenz* kann auf wenigen Studien beruhen, Fehlern in den verfügbaren Studien und ein paar Ungereimtheiten bei den Ergebnissen

Tabelle C.3: Anzahl der Artikel in jedem Review zu jedem Evidenzlevel

Review	Evidenzlevel					Gesamt
	I	II	III	IV	V	
Teilhabe an ADL und an IADL	9	5	3	0	0	17
Lesen mit vergrößernden und anderen Geräten	16	8	8	0	0	32
Autofahren und Mobilität in der Gemeinde	4	2	2	0	0	8
Freizeit und soziale Teilhabe	9	1	3	0	0	13
Gesamt	38	16	16	0	0	70

einzelner Studien. Die Bezeichnung *unterschiedliche Evidenz* kann anzeigen, dass die Ergebnisse mehrerer Studien innerhalb einer Kategorie nicht übereinstimmten. Die Bezeichnung *ungenügende Evidenz* kann anzeigen, dass die Anzahl und Qualität der Studien zu gering ist, um eine eindeutige Klassifizierung vorzunehmen.

Die Autoren des Reviews füllten auch ein Critically Appraised Topic (CAT) aus, eine Zusammenfassung und Bewertung der wichtigsten Ergebnisse, der Schlussfolgerung für die klinische Praxis und Implikationen für die Ergotherapie aufgrund der im Review zu jeder Frage berücksichtigten Artikel.

Mitarbeiter des AOTA und der EBP-Projektberater überprüften die Evidenztabellen und CATs, um eine Qualitätskontrolle zu gewährleisten.

Stärken und Schwächen der systematischen Reviews

Die systematischen Reviews, die in dieser Leitlinie vorgestellt werden, decken viele Aspekte ergotherapeutischer Praxis für ältere Menschen mit Sehbeeinträchtigung ab und haben mehrere Stärken. In den Reviews gab es vier gezielte Fragen, die sich auf Informationen zu etlichen Aspekten des Gegenstandsbereichs der Ergotherapie beziehen, die im *Occupational Therapy Practice Framework* (2nd ed.; AOTA, 2008) behandelt werden. Die Reviews umfassten 70 Artikel, von denen drei Viertel auf dem Evidenzlevel I und II eingestuft wurden. Die Reviews bezogen systematische Methodik und Messungen zur Qualitätskontrolle ein. Ausführliche Informationen zu den Ergebnissen und Schlussfolgerungen finden sich in den jeweiligen systematischen Reviews (Berger, McAteer, Schreier & Kaldenberg, 2013; Justiss, 2013; Liu, Brost, Horton, Kenyon & Mears, 2013; Smallfield, Schaefer & Myers, 2013).

Schwächen der berücksichtigten Studien können kleine Stichproben und fehlende Langzeit-Folgemessungen (Follow-Ups) sein. Abhängig vom jeweiligen Evidenzlevel fehlen gelegentlich Randomisierung und Kontrollgruppen. Außerdem ist es schwierig, den Effekt einer einzelnen Intervention aus einer multimodalen Intervention herauszufiltern. Und viele Studien nutzten Ergebnismessungen, die nicht speziell auf die Frage des systematischen Reviews ausgerichtet waren, was das Vermögen, den Effekt der untersuchten Interventionen hinsichtlich des betrachteten Ergebnisses separat hervorzuheben, verdeckt haben könnte.

D Übersicht zur Evidenz

Table D.1. Summary of Evidence on Interventions to Improve Performance of Daily Activities at Home for Older Adults With Low Vision

Author/Year[a]	Study Objectives	Level/Design/Participants[b]	Intervention and Outcome Measures	Results	Study Limitations
Birk et al. (2004)	To evaluate the effectiveness of a group psychosocial intervention program	Level II—Quasi-experimental design. *Participants* $N = 22$ participants with AMD and visual acuity < 20/70 Intervention group $n = 14$ Comparison group $n = 8$ Mean age = 73 yr	*Intervention* The intervention group received 6 modules of psychosocial intervention (muscle relaxation, problem solving, exchange of experience and information) delivered at the study site by 2 clinical psychologists in 5 group sessions over 5 wk. Intervention with the comparison group was not reported. *Outcome Measure* Modified MAI: ADL and IADL ability at posttest (5 wk).	The intervention group had higher ADL and IADL ability as measured by the MAI compared with the comparison group.	Sample size was small. Group sizes were unequal (14 vs. 8). No attention control group was used.
http://dx.doi.org/10.1093/geront/44.6.836					
Brody et al. (2002, 2005)	To assess the effectiveness of a self-management program	Level I—Randomized control trial. *Participants* $N = 231$ patients with advanced AMD and visual acuity < 20/60 Intervention group $n = 86$ Attention control group $n = 73$ Control group $n = 72$ Mean age = 81 yr	*Intervention* The intervention group received a 6-wk, 12-hr self-management program led by a health professional in a community conference room. The program included didactic presentations and group problem solving with guided practice. The attention control group received a tape-recorded health education program with health lectures. The control participants were on a wait list. *Outcome Measure* NEI VFQ–25: Low vision–specific quality of life at postintervention and 6 mo.	The intervention group showed significant improvement in functioning at posttest. At 6 mo, only those who were depressed in the intervention group showed improvement.	No limitations were noted.
http://dx.doi.org/10.1001/archopht.123.1.46					

D Übersicht zur Evidenz 73

Brunnström et al. (2004)	To examine the effect of lighting on activities of daily living	Level III—One-group, pretest–posttest design. *Participants* $N = 46$ participants with impaired visual function (55% with macular disease) and visual acuity $< 6/18$ Mean age = 76 yr	*Intervention* A low vision therapist and a lighting expert provided basic lighting adjustment in the kitchen, hall, and bathroom. *Outcome Measure* Self-reported task performance at 6 mo.	Significant improvement was found in 2 kitchen tasks: pouring a drink and slicing bread. Performance of tasks in the hall deteriorated.	No data on reliability, validity, and responsiveness were reported for the outcome assessment. The researchers did not adjust for confounding factors in the analysis (e.g., magnitude of lighting change, progress of eye condition). No control group was used. Not every participant had lighting in all 3 areas adjusted.
http://dx.doi.org/10.1111/j.1475-1313.2004.00192.x					
de Boer et al. (2006)	To compare the effects of two types of low vision service programs: optometric vs. multidisciplinary	Level II—Quasi-experimental design. *Participants* $N = 215$ participants with visual impairment (many with AMD) and visual acuity $< 20/50$ Optometric services group $n = 116$ Multidisciplinary services group $n = 99$ Mean age = 78 yr	*Intervention* The optometric services group received low vision services, including low vision aids and instructions, from an optometrist. The multidisciplinary services group received low vision services, including low vision aids and the services of occupational therapists, social workers, and psychologists, from a multidisciplinary rehabilitation center. *Outcome Measure* LVQOL: Reading and Fine Work subscale 12 mo after first visit.	Both groups had nonsignificant results in change scores between baseline and 1 yr.	The deterioration of vision was confounded with the outcome. The dropout rate was moderate (27%). The two groups were not matched.

(Continued)

74   6 Anhänge

Table D.1. Summary of Evidence on Interventions to Improve Performance of Daily Activities at Home for Older Adults With Low Vision *(Cont.)*

Author/Year[a]	Study Objectives	Level/Design/Participants[b]	Intervention and Outcome Measures	Results	Study Limitations
Eklund et al. (2004, 2008; Dahlin Ivanoff et al., 2002; Eklund & Dahlin-Ivanoff, 2007) http://dx.doi.org/10.1080/09638280410 0001662950 http://dx.doi.org/10.1080/11038120701 442963 http://dx.doi.org/10.5014/ajot.56.3.322 http://dx.doi.org/10.1080/17483100701714717	To determine the effectiveness of an activity-based health promotion program	Level I—Randomized control trial. *Participants* $N = 131$ patients with AMD and visual acuity < 0.1 Intervention group $n = 62$ Usual-care group $n = 69$ Mean age = 78 yr	*Intervention* The intervention group received usual care and an 8-wk health education program led by occupational therapists. Participants met in small groups once/wk for 2 hr at the clinic and discussed 8 different occupational themes. *Outcome Measures* • 28-item questionnaire: perceived security in performing daily activities at 4, 16, and 28 mo • ADL staircase test at 4, 16, and 28 mo.	The intervention group showed significant improvement in perceived security over time. The intervention group maintained the level of daily activities and showed slowdown in the disablement process.	The dropout rate was high (42%). The outcome assessor was not blinded to the intervention conditions.
Engel et al. (2000) http://dx.doi.org/10.1111/j.1600-0420.2004.00371.x	To examine the effectiveness of a local low vision rehabilitation service	Level III—One-group, pretest–posttest design. *Participants* $N = 70$ older adults with visual impairment Mean age = 76 yr	*Intervention* Service teachers provided an average of 7 hr of services in 5 home visits. *Outcome Measure* Scaled interview questionnaire.	No significant results were found for items related to ADLs.	The instrument's psychometric properties were poor. The content of services was not well defined.
Girdler et al. (2010; Packer et al., 2009)	To evaluate the effectiveness of a low vision self-management program	Level I—Randomized control trial. *Participants* $N = 77$ participants with age-related vision loss (most with AMD) and visual acuity ≤ 6/12 Intervention group $n = 36$ Usual-care group $n = 41$ Mean age = 79 yr	*Intervention* The intervention group received usual care plus an 8-wk self-management program in which participants met once a wk in groups of 6. An occupational therapist and a social worker delivered the program. *Outcome Measure* Activity card sort test at 8-wk posttest and 12 wk later.	The intervention group showed significant improvement at posttest and follow-up compared with the control group.	No limitations were noted.

La Grow (2004)	To compare the effects of two types of low vision service programs: comprehensive low vision service vs. noncomprehensive low vision service	Level II—Two groups matched on age, gender, and visual function. *Participants* N = 186 participants with visual impairment (50% mild) and visual acuity < 6/24 Comprehensive low vision group n = 93 Contrast group n = 93 Mean age = 81 yr	*Intervention* The comprehensive low vision group received a preclinical assessment, an initial low vision examination, training with any aids, and a follow-up home visit. The contrast group received assessment and instruction in independent living skills, orientation and mobility, and communications, as well as recreational and leisure activities. *Outcome Measures* • Adapted version of the Measure of Function and Psychosocial Outcomes of Blind Rehabilitation: IADLs at 6 mo and 12 mo • NEI VFQ–25 at 6 mo and 12 mo.	No significant differences were found between groups at posttest or follow-up.	The intervention was contaminated by services from a blindness foundation. The authors reported similarity between interventions provided to comprehensive and contrast groups.
Lamoureux et al. (2007)	To evaluate the effectiveness of a multidisciplinary low vision rehabilitation program	Level III—One-group, pretest–posttest design. *Participants* N = 192 participants with visual acuity < 6/12; 62% had AMD and visual acuity < 20/40 Mean age = 80.3 yr	*Intervention* A multidisciplinary low vision rehabilitation team including occupational therapists provided the intervention; more than 2/3 of participants purchased low vision devices during the intervention. *Outcome Measures* • IVI Mobility and Independence subscale • Ability to read and access information at 3 to 6 mo.	No improvement, but approaching statistical significance ($p = .07$) in mobility and independence. Participants who received special services in orientation and mobility and also occupational therapy (n = 38) showed more gains on the Mobility and Independence subscale than those who did not. Significant improvement was found in reading and accessing information.	No control group was used. Participants did not use rehabilitation services equally (i.e., only some used occupational therapy services).

http://dx.doi.org/10.1167/iovs.06-0610

(Continued)

Table D.1. Summary of Evidence on Interventions to Improve Performance of Daily Activities at Home for Older Adults With Low Vision (Cont.)

Author/Year[a]	Study Objectives	Level/Design/Participants[b]	Intervention and Outcome Measures	Results	Study Limitations
McCabe et al. (2000) http://dx.doi.org/10.1076/opep.7.4.259.4173	To test the effectiveness of involving family members in low vision rehabilitation	Level I—Randomized control trial. *Participants* *N* = 97 participants with low vision (64% with AMD) and visual acuity < 20/100 Intervention (family-focused) group *n* = 49 Control group *n* = 48 Mean age = 69 yr	*Intervention* Both groups received multidisciplinary low vision rehabilitation that included occupational therapy. In the intervention group, family members were included in all rehabilitation sessions. In the control group, family members were excluded from all sessions. *Outcome Measures* • FAQ: ADLs and IADLs at posttest • FVPT: Ability to perform 4 visual tasks at posttest.	No difference was found between the treatment and control groups, although both improved in measured outcomes at posttest.	Family members' knowledge of low vision was not measured as an outcome.
Nilsson (1990)	To evaluate the effects of educational training in the use of optical aids and the use of residual vision	Level II—Quasi-experimental design. *Participants* *N* = 40 participants with AMD and visual acuity < 0.1 Intervention group *n* = 20 Comparison group *n* = 20 Mean age = 77 yr	*Intervention* The intervention group received visual aids from an ophthalmologist and training in the use of these aids from a low vision therapist. Of the group, 50% also had eccentric viewing training of about five 1-hr sessions. The comparison group received visual aids from an ophthalmologist and instructions on how to use them. *Outcome Measure* Ability to read newspaper headlines and text and TV titles and pictures at 1 mo.	A larger proportion of participants in the intervention group were able to read newspaper text and headlines and TV titles and pictures.	Outcome measures were not standardized tests.
Pankow et al. (2004)	To examine the effectiveness of a goal-attaining low vision rehabilitation program	Level I—Randomized control trial. *Participants* *N* = 30 adults with low vision (majority with AMD) and visual acuity < 20/50 Intervention group *n* = 15 Control group *n* = 15 Mean age = 79 yr	*Intervention* The intervention group received low vision rehabilitation, including occupational therapy, specifically geared toward their individual goals for a minimum of 4 wk. Control participants were on a wait list. *Outcome Measure* FIMBA: Ability to perform living skills and orientation and mobility skills at posttest.	The intervention group had significantly greater gains in living skills performance but not in orientation and mobility skills.	No psychometric properties were reported for the FIMBA. The outcome assessor was not blinded to group assignment.

Reeves et al. (2004)	To determine the effectiveness of an enhanced low vision rehabilitation model	Level I—Randomized control trial. *Participants* N = 194 participants with AMD and visual acuity < 6/18 Intervention group n = 64 Usual-care attention control group n = 70 Usual-care group n = 60 Median age = 81 yr	*Intervention* All three groups received conventional low vision rehabilitation in the clinic. The intervention group received 3 additional home visits by a rehabilitation practitioner to address the use of low vision aids, vision-enhancing strategies, and environmental modification. The usual-care attention control group received additional home visits from a community care worker. The usual-care group did not receive any home visits. *Outcome Measures* • Task performance test at 12-mo follow-up: Read 2 grocery items and 1 medicine bottle • Selected items on MLVQ: Restriction in daily activities at 12-mo follow-up.	Adding additional home-based low vision rehabilitation to the conventional rehabilitation did not result in better outcomes than the conventional rehabilitation program alone.	The researchers did not adjust for the progress of the eye condition in the analysis. Delivery of the home-based low vision rehabilitation program was not standard across the intervention group. The outcome assessment appeared to lack responsiveness. Most items in the MLVQ are reading tasks. No outcome assessment was done immediately after the intervention.
http://dx.doi.org/10.1136/bjo.2003.037457					
Scanlan & Cuddeford (2004)	To determine the effectiveness of a low vision service	Level I—Randomized control trial. *Participants* N = 64 participants with AMD and visual acuity < 20/60 Intervention group n = 32 Control group n = 32 Mean age = 81 yr	*Intervention* The intervention group received five 1-hr training sessions on the use of low vision assistive devices and compensation skills from a rehabilitation worker. The control group received only one 1-hr training session. *Outcome Measure* NEI VFQ–25 at 12 wk.	The intervention group showed significantly more improvement than the control group at 12 wk.	The NEI VFQ–25 was not administered immediately after the intervention.

(Continued)

Table D.1. Summary of Evidence on Interventions to Improve Performance of Daily Activities at Home for Older Adults With Low Vision (*Cont.*)

Author/Year[a]	Study Objectives	Level/Design/Participants[b]	Intervention and Outcome Measures	Results	Study Limitations
Smith et al. (2005) http://dx.doi.org/10.1001/archopht.123.8.1042	To determine the effectiveness of custom prism spectacles	Level 1—Randomized control trial. *Participants* N = 225 participants with AMD and visual acuity < 6/18 Custom prisms group n = 70 Standard prisms group n = 75 Nonprism specials group n = 80 Age range = 76–86 yr	*Intervention* All participants wore experimental spectacles at home for 3 mo. Participants wore prescribed custom bilateral prisms, prescribed standard bilateral prisms, or nonprism spectacles. *Outcome Measures* • NEI VFQ–25 at 3 mo • MIVAI: Performance in 16 ADLs (Part 1) and self-assessment in 9 ADLs (Part 2) at 3 mo.	No differences were found among groups.	Some participants may have compensated for vision loss with an eccentric viewing strategy.
Stelmack et al. (2008, 2007) http://dx.doi.org/10.1001/archopht.126.5.608 http://dx.doi.org/10.1016/j.apmr.2007.03.025	To evaluate the effectiveness of a Veterans Affairs low vision intervention program	Level 1—Randomized control trial. *Participants* N = 126 veterans with low vision and visual acuity < 20/100 Intervention group n = 64 Control group n = 62 Mean age = 79 yr	*Intervention* The intervention group received low vision devices, 5 weekly clinic sessions, and 1 home session. All sessions were provided by a low vision therapist who taught strategies to enhance remaining vision and the use of devices. The home session included environmental adaptation and assistance in setting up low vision devices. The control group did not receive any low vision intervention but did receive a bimonthly phone call from the therapist to prevent attrition. *Outcome Measure* VA LV VFQ–48: A questionnaire on daily activities related to reading, mobility, visual information processing, and visual-guided motor behavior at 4 mo and 1 yr.	The intervention group significantly improved compared with the control group at both follow-ups.	The sample was homogeneous, mostly male and White. No outcome assessment was done immediately after the intervention.

Vukicevic & Fitzmaurice (2009)	To evaluate the effectiveness of eccentric viewing	Level II—Quasi-experimental design. *Participants* N = 48 participants with AMD and visual acuity < 20/200 Intervention group n = 24 Attention control group n = 24 Mean age = 82 yr	*Intervention* The intervention group received 8 weekly sessions of eccentric viewing training at home from the researcher. The attention control group received weekly telephone calls from the researcher. *Outcome Measure* MLVAI Part 2: Self-assessed performance in 9 ADLs at 8 wk.	Significant improvement on ADLs was found in the intervention group.	The same researcher provided training in both groups and collected data.

Note. ADLs = activities of daily living; AMD = age-related macular degeneration; FAQ = Functional Assessment Questionnaire; FIMBA = Functional Independence Measure for Blind Adults; FVPT = Functional Vision Performance Test; IADLs = instrumental activities of daily living; IVI = Impact of Vision Impairment; LVQOL = Low Vision Quality of Life questionnaire; MAI = Multilevel Assessment Instrument; MLVAI = Melbourne Low-Vision ADL Index; MLVQ = Manchester Low Vision Questionnaire; NEI VFQ-25 = 25-item National Eye Institute Visual Functioning Questionnaire; VA LV VFQ-48 = Veteran Affairs Low Vision Visual Functioning Questionnaire–48.

[a]If multiple publications are from the same research study or program, the study listed first is the most recent, reported the outcomes most relevant to this review, or reported the highest level of evidence; other citations to the same study follow in parentheses.

[b]Only the number of participants who completed the study is reported in the table.

[c]Although the study used a two-group research design, we determined the level of evidence on the basis of the reviewed outcome, which was a pretest–posttest measure without group comparison.

This table is a product of AOTA's Evidence-Based Practice Project and the *American Journal of Occupational Therapy.* Copyright © 2013 by the American Occupational Therapy Association. It may be freely reproduced for personal use in clinical or educational settings as long as the source is cited. All other uses require written permission from the American Occupational Therapy Association. To apply, visit www.copyright.com.

Suggested citation: Liu, C.-J., Brost, M. A., Horton, V. E., Kenyon, S. B., & Mears, K. E. (2013). Occupational therapy interventions to improve performance of daily activities at home for older adults with low vision: A systematic review (Suppl. Table 1). *American Journal of Occupational Therapy, 67,* 279–287. http://dx.doi.org/10.5014/ajot.005512

Table D.2. Summary of Evidence on Interventions to Improve Reading Ability of Older Adults With Low Vision

Author/Year	Study Objectives	Level/Design/ Participants	Intervention and Outcome Measures	Results	Study Limitations
Theme 1: Effectiveness of Low Vision Devices					
Nguyen et al. (2009) http://dx.doi.org/10.1111/j.1755-3768 .2008.01423.x	To determine the effects of LVDs on the reading ability of people with AMD	Level III—One-group, nonrandomized study with a pretest–posttest design; data collected retrospectively. *Participants* $N = 530$ participants in different stages of AMD Mean age = 82 yr; 73% were 75–90 yr old	*Intervention* First, participants read a passage of text (similar to newspaper print) without the use of LVDs. Then they were prescribed an appropriate LVD, trained in its use, and required to practice reading with the device for ≥ 30 min. They then read another passage of text while using the LVD. *Outcome Measure* Reading speed (wpm).	At pretest, only 16% of participants could read without a LVD; at posttest, 94% were able to read with a LVD. Of participants, 58% achieved reading ability with an optical visual aid, and 42% required electronic magnification (i.e., CCTV). Mean reading speed significantly from 16 wpm without LVDs to 72 wpm using LVDs.	The article did not report who carried out the intervention or in which the setting the intervention was conducted. No control group was used.
Theme 2: Comparison of Optical and Electronic Magnifying Devices					
Goodrich & Kirby (2001)	To compare the effects of 3 LVDs— a stand CCTV, a hand-held CCTV, and a prescribed optical device—on reading speed, reading duration, and participant preference	Level I—Within-participant design; participants served as their own controls. *Participants* $N = 22$ veterans (20 men and 2 women) with severe low vision Age range: 53–87; Mean age = 73.3 yr	*Intervention* Participants received eccentric viewing training and then were provided 5 sessions of formal reading rehabilitation training in the use of 3 LVDs. They then read paragraphs with each device and answered questions regarding device preference. *Outcome Measures* • Reading speed (wpm), duration (min), and comprehension • Reading productivity (words per sitting; reading speed × duration).	Reading speed, duration, and productivity were greater with CCTVs than with prescribed optical devices. Optical devices required lower magnification than CCTVs, but closer working distances. For participants with 20/200 acuity or greater, stand-mounted CCTVs resulted in the greatest reading speeds. For those with < 20/200 acuity, hand-held CCTVs produced highest reading speeds. Participants preferred the stand-mounted CCTV, reporting that it was easiest to use, more convenient for lengthy reading, and most likely to be purchased considering its out-of-pocket expense. For short reading, 50% preferred the hand-held CCTV and 50% preferred the stand-mounted CCTV.	Training in the use of low vision assistive devices was provided by four different instructors, which may have affected the uniformity of the intervention across participants; however, all instructors had extensive previous experience in clinical instruction, and no indication was found of systematic differences between instructors.

Peterson et al. (2003)	To determine the advantages of various EVES compared with the participant's own optical magnifier in improving objective near-task performance and to analyze the effect of previous optical and EVES experience on reading speed and task performance	Level I—Within-patient design. *Participants* $N = 70$ participants (35 male and 35 female) with low vision; specific diagnoses included AMD ($n = 40$ participants), vascular retinopathy ($n = 11$), diabetic retinopathy ($n = 9$), corneal conditions ($n = 6$), and open-angle glaucoma ($n = 4$) Mean age = 70 yr	*Intervention* In a hospital ophthalmology low vision clinic, participants received an explanation, demonstration, and 2-min training regarding the use of a personal optical magnifier, a mouse-based EVES with monitor viewing, a mouse-based EVES with HDM viewing, and a stand-based EVES with monitor viewing. Each participant then completed 4 tasks using the 4 devices. *Outcome Measures* • Reading speed and acuity using MNRead Acuity Charts (Precision Vision, LaSalle, IL) adapted for the study • Column tracking (tracking from one print column to the next) • Map tracking (following a map route and locating a specific feature) • Label identification (identifying information on a medicine bottle) • Perception of ease of use of each magnifier and difficulty of each test on a 0–5 scale.	Previous experience with magnifiers or EVESs did not significantly influence task performance. Reading speeds were fastest using the stand EVES, followed by the mouse EVES with HDM viewing and personal optical magnifiers. Personal optical magnifiers resulted in faster completion rates for column tracking than the other magnifiers. Personal optical magnifiers and stand EVESs with monitor viewing resulted in faster completion rates for map tracking than the other magnifiers. Personal optical magnifiers and stand or mouse EVESs with monitor viewing produced the fastest completion rates for label identification. Participants rated the stand EVES with monitor viewing easiest to use, followed by the mouse EVES with HDM viewing and personal optical magnifiers were rated at similar difficulty levels. In general, participants rated a stand EVES and a mouse EVES similarly in ease of use. EVES may be easier to use, but optical magnification also can provide the magnification and speed needed for many ADLs.	The article did not identify who carried out the intervention. The participants received only 2 min of training for each EVES; for many their first exposure to and use of an EVES; this duration may have been insufficient for the participants to become familiar with the EVES.

http://dx.doi.org/10.1016/S0002-9394(03)00567-1

(Continued)

Table D.2. Summary of Evidence on Interventions to Improve Reading Ability of Older Adults With Low Vision (*Cont.*)

Author/Year	Study Objectives	Level/Design/ Participants	Intervention and Outcome Measures	Results	Study Limitations
Theme 3: Effectiveness of Low Vision Rehabilitation Programs That Include Occupational Therapy					
Eklund et al. (2008) http://dx.doi.org/10.1080/11038120701442963	To compare the effects of a health promotion program with an individual program on ADL dependence of older adults with AMD	Level I—Randomized control trial. *Participants* N = 131 participants with AMD Health promotion group n = 62 Individual (control) group n = 69 Age = 65+	*Intervention* The health promotion program was a group intervention led by occupational therapists. Groups met for one 2-hr session per wk for 8 wk. Other professionals (ophthalmologist, optician, low vision therapist, lighting expert) also provided information. The individual program was considered standard care and consisted of one or two 1-hr individual sessions with an occupational therapist trained in low vision. *Outcome Measure* Level of dependence in ADLs measured on a scale ranging from 0 (*independent*) to 9 (*dependent*).	At 28-mo follow-up, participants in the individual group were more dependent in ADLs than participants in the health promotion group. Participants in the health promotion group maintained their current level of function in ADLs at follow-up.	Many participants were lost between recruiting and follow-up. The evaluators were not blinded to which intervention the participants had received.
Markowitz et al. (2008)	To determine the effects of low vision rehabilitation on the ability of older adults with low vision to read standard medication labels	Level III—Prospective, nonrandomized interventional case series design. *Participants* N = 57 participants (61% female, 31% male) with AMD (78%), glaucoma (9%), and other conditions (13%) Age range = 49–95 yr; Median age = 80 yr	*Intervention* Participants were instructed in the assembly, maintenance, and use of prescribed LVDs (high-powered reading glasses, magnifiers, electronic magnification). Occupational therapists trained participants to use large-print materials, proper reading distances, adequate illumination, and strategies for viewing curved surfaces. *Outcome Measure* Ability to read standard labels on prescription medication bottles, rated on a 0–2 scale.	At initial evaluation, 58% of participants were unable to identify information on their prescribed medications (0 on the scale), 40% were partially able to read the information (1 on the scale), and 2% were able to read the information (2 on the scale). At discharge, 94% of participants rated their ability as 2, 4% rated their ability as 1, and 2% rated their ability as 0, indicating a major improvement in ability to read medication labels after LVD prescription and training.	The study did not incorporate nonvisual techniques to read the labels, which is an alternative for those who cannot visually read labels.

| McCabe et al. (2000) | To determine whether vision rehabilitation involving optometry, occupational therapy, and social work services improved the functional ability of older adults with low vision | Level I—Randomized control trial. *Participants* N = 97; diagnoses included macular degeneration (64%), diabetic retinopathy (13%), other retinal diseases (12%), optic neuropathy (7%), glaucoma (3%), and cataracts (1%). Individual protocol *n* = 48 Family protocol *n* = 49 25 participants withdrew from the study, leaving a final N of 72. | Mean age = 69 yr | *Intervention* Participants received the standard vision rehabilitation of training in the use of prescribed optical and nonoptical devices, instruction in adaptive techniques, adjustment counseling, or all of these. The occupational therapist trained participants to use optical and nonoptical devices and adaptive techniques to maximize visual capacities. *Outcome Measures* • Modified FAQ: Gains in functional activity • FVPT: Speed and accuracy in spot-reading tasks, short-term text reading, identification of paper currency, and clock reading. | Participants experienced a significant gain in visual capacity, as measured by the FVPT, and a significant decrease in dependency and self-reported difficulty in performing tasks. Additionally, on the FAQ, participants reported a significant decrease in difficulty performing tasks. These findings indicate that vision rehabilitation intervention involving services from an optometrist, an occupational therapist, and a social worker is effective in improving performance of visual tasks. | The table providing participant characteristics included the participants who dropped out and were not included in the results. |

http://dx.doi.org/10.1076/opep.7.4.259.4173

Theme 4: Effectiveness of Low Vision Rehabilitation Programs That Do Not Include Occupational Therapy Services

| Scanlan & Cuddeford (2004) | To determine the effectiveness of a low vision rehabilitation program for older adults with AMD that included an extended period of education in the use of LVDs | Level I—Randomized control trial. *Participants* N = 64 Experimental group *n* = 32 Control group *n* = 32 Mean age = 81 yr | *Intervention* The experimental group received extensive training in reading techniques such as eccentric viewing and in the correction of skills. The instructor also assigned progressively more difficult reading activities. *Control* The control group received a 1-hr traditional training session. *Outcome Measures* • Pepper Visual Skills for Reading Test: Reading speed and accuracy • NEI VFQ–25: Health-related quality of life. | The experimental group significantly improved in reading speed and accuracy compared with the control group, and the benefits of the extended training sessions were maintained over time. The experimental group indicated significantly greater improvement in perceived quality of life compared with the control group after completion of the extended training period. | The participants were recruited from a limited geographic area. No follow-up was done. |

(Continued)

Table D.2. Summary of Evidence on Interventions to Improve Reading Ability of Older Adults With Low Vision (*Cont.*)

Author/Year	Study Objectives	Level/Design/Participants	Intervention and Outcome Measures	Results	Study Limitations
Stelmack et al. (2008)	To examine the effectiveness of an outpatient low vision rehabilitation program, the Low Vision Intervention Trial (LOVIT), on reading performance and visual ability	Level I—Multicenter Randomized control trial. *Participants* $N = 126$ with diagnoses of AMD, macular dystrophy, macular hole, and inflammatory disease of the macula. Treatment group $n = 64$. Control group $n = 62$. Nine participants in the treatment group dropped out before completion, leaving 55 in the treatment group and 117 in the entire study. Mean age = 79 yr	*Intervention* The treatment group received a low vision examination, education, LVD prescription, 6 weekly low vision therapy sessions (1 completed at home), and homework. Low vision therapy addressed visual ability, including near spot checking, table reading, long-duration reading, spot checking at far and intermediate distances, glare control, and long-duration distance viewing. The control group received treatment after a delay of 4 mo (typical amount of time veterans spend on a waiting list). They received 2 telephone calls per month. *Outcome Measure* Low Vision Visual Functioning Questionnaire–48: Reading ability.	Participants in the treatment group reported significant improvement in visual reading ability from baseline to the 4-mo follow-up compared with the control group. Participants in the control group showed a slight decrease in visual reading from baseline to the 4-mo follow-up. This common low vision rehabilitation intervention model was effective in improving visual reading ability for people with low vision.	Because this study did not use a placebo for the control group, the authors indicated they could not rule out a Hawthorne effect in which participants change their behavior simply because they are aware they are being studied.
http://dx.doi.org/10.1001/archopht.126.5.608					
Theme 5: Effectiveness of Nonoptical Devices					
Bowers, Meek, & Stewart (2001)	To compare an objectively determined optimal illumination with preferred illumination on reading performance in older adults with AMD	Level I—Randomized control trial; participants acted as their own controls. *Participants* $N = 20$ participants with AMD. Age range = 60–85 yr	*Intervention* In a clinic, participants binocularly read MNRead Acuity Charts without using LVDs at 6 levels of task illumination (50, 300, 600, 1,000, 2,000, and 5,000 lux) presented in random order. *Outcome Measures* • Reading speed (wpm) • Optimal illumination level • Preferred illumination level.	Reading speed improved the most between the illumination levels of 50 lux and 2,000 lux. Compared with normal room illumination (600 lux) or with typical home lighting (50 lux), reading rate and acuity were best at optimal illumination. Maximum reading rate improved by 36 wpm between 50 and 5,000 lux. Most participants (70%) preferred a lower level of illumination than that at which they optimally performed.	The article did not indicate who carried out the intervention.
http://dx.doi.org/10.1111/j.1444-0938.2001.tb04957.x					

D Übersicht zur Evidenz

Author (Year)	Study Objectives	Level/Design/Participants	Intervention and Outcome Measures	Results	Study Limitations
Eperjesi et al. (2007)	To compare 4 commonly used lamps of varying radiance on the reading performance of older adults with either age-related maculopathy or nonexudative AMD	Level I—Prospective Randomized control trial; participants acted as their own controls. *Participants* N = 13 participants with either AMD or age-related maculopathy Age range = 55–82; Mean age = 69 yr	*Intervention* At a 40-cm reading distance and an illumination level of 2,000 lux, participants read from a MNRead card (to establish their threshold print size) under 4 lamps: standard (clear envelope) incandescent, daylight simulation (blue tint envelope) incandescent, halogen incandescent, and compact cool white fluorescent. *Outcome Measure* Reading speed (wpm).	No significant difference was found between any of the lamps and their effects on reading performance. This research adds to the body of evidence indicating that the type of light source is not a critical factor when recommending task lighting to older adults with low vision.	The sample size was small, and only 2 diagnoses were represented. Some participants' visual acuity was adequate. The authors used the same intervention illumination level of 2,000 lux for all participants rather than determine each participant's optimum illumination level.
Kabanarou & Rubin (2006)	To compare the effects of binocular vs. monocular viewing on reading performance in participants with bilateral AMD	Level I—One-group, within-subjects study. *Participants* N = 22 diagnosed with bilateral late-stage AMD Mean age = 81 yr	*Intervention* Participants read aloud with both eyes, then with their better eye while the other eye was occluded. Text size was adjusted for each task on the basis of acuity. *Outcome Measure* Reading speed (wpm).	Participants read faster when using binocular viewing compared with monocular viewing; however, the difference was not significant. Reading speed in the better eye is a good predictor of binocular reading speed. No significant difference was found in binocular vs. monocular reading performance.	If the participants read a sentence incorrectly, it was excluded from analysis unless the participant corrected the error. Inaccurately read sentences were not included in the data analysis, which may have falsely enhanced the positive findings.

http://dx.doi.org/10.1097/01.opx.0000238642.65218.64

(*Continued*)

Table D.2. Summary of Evidence on Interventions to Improve Reading Ability of Older Adults With Low Vision *(Cont.)*

Author/Year	Study Objectives	Level/Design/Participants	Intervention and Outcome Measures	Results	Study Limitations
Russell-Minda et al. (2007)	To review available evidence regarding the attributes of typefaces on text legibility for people with low vision	Level I—Systematic review (mainly Level II articles). *Inclusion criteria:* Articles were written in English and addressed legibility and attributes of French-language typefaces for people with low vision who desire to read. All types of low vision diagnoses and study designs were included. Issues regarding international guidelines or standards for legibility of typefaces for print-disabled people were included. Studies of computer accessibility were excluded.	*Intervention* Two of the authors separately reviewed and rated the abstracts on the basis of level of evidence. Studies were primarily nonrandomized or experimental or were unpublished. *Outcome Measure* Attributes of typefaces influencing text legibility for people with low vision.	The review, which included 18 studies, was inconclusive regarding serifs, yet there may be a subjective preference for sans serif fonts. Fonts such as Verdana, Helvetica, Arial, and Adsans may be more readable than Times New Roman. Boldface, sans serif typefaces that are at least 12 points in size are preferred for reading medication information on both rounded and flat surfaces. Font size should be at least 16–18 points, although no consensus exists on the best font size for low vision materials. Print size must be larger when reading in the periphery than with central vision.	The authors did not review research on optimal typefaces and print size associated with computer accessibility.

Author/Year	Study Objectives	Level/Design/Participants	Intervention and Outcome Measures	Results	Study Limitations
Vukicevic & Fitzmaurice (2005) http://dx.doi.org/10.1080/13388235050037776	To determine the effects of eccentric viewing and magnification interventions on the ability of older adults with AMD to perform ADLs	Level I—Randomized control trial. *Participants* N = 58 participants (39 women and 19 men) with AMD with an absolute scotoma Eccentric viewing n = 22 Combination n = 12 Magnification n = 12 No intervention n = 12 Age range = 60–96; Mean age = 82 yr	*Intervention* *Eccentric viewing group:* Trained in eccentric viewing using the EccVue computer program over 8 weekly sessions. *Combination group:* Trained in eccentric viewing and instructed in magnification use. *Magnification group:* Instructed in the use of magnification. *No-intervention group:* Received a weekly phone call of ≤ 15 min over 8 wk. *Outcome Measures* • Near print size determined with the Bailey–Lovie Reading Card • Performance of ADLs using the Melbourne Low Vision ADL Index Part A, ability to perform high-acuity daily tasks, and Part B, ability to perform lower acuity daily tasks.	Participants in each experimental group significantly improved their near print size scores. The eccentric viewing and combination groups maintained these scores at the follow-up. All 3 experimental groups significantly improved their Part A scores on the Melbourne Low Vision ADL Index. The eccentric viewing and combination groups improved significantly in Part B scores. The majority of participants in the eccentric viewing (77%) and combination (75%) groups reported the intervention had been helpful, compared with 58% of the magnification group and 0% of the no-intervention group. Eccentric viewing training along with magnification training was recommended.	Although the study found improvements in ability to perform ADLs with use of eccentric viewing and magnification, the authors did not specify what ADLs they assessed or which improved. Therefore, it is impossible to tell whether the increase in ability can be attributed to tasks that involved reading.

Note. This table describes selected articles that helped answer the focused question in the evidence-based literature review and were representative of the categories of the review. A total of 32 studies were included in the review. ADL = activities of daily living; AMD = age-related macular degeneration; CCTV = closed-circuit television; EVES = electronic vision enhancement system; FAQ = Functional Assessment Questionnaire; FVPT = Functional Vision Performance Test; HMD = head-mounted display; LVD = low vision device; NEI VFQ–25 = 25-item National Eye Institute Visual Function Questionnaire; wpm = words per minute.

This table is a product of AOTA's Evidence-Based Practice Project and the *American Journal of Occupational Therapy*. Copyright © 2013 by the American Occupational Therapy Association. It may be freely reproduced for personal use in clinical or educational settings as long as the source is cited. All other uses require written permission from the American Occupational Therapy Association. To apply, visit www.copyright.com.

Suggested citation: Smallfield, S., Schaefer, K., & Myers, A. (2013). Occupational therapy interventions to improve the reading ability of older adults with low vision: A systematic review (Suppl. Table 1). *American Journal of Occupational Therapy, 67,* 288–295. http://dx.doi.org/10.5014/ajot.004929

Table D.3. Summary of Evidence on Low Vision Interventions to Promote Driving and Community Mobility for Older Adults With Low Vision

Author	Study Objectives	Level/Design/Participants	Intervention and Outcome Measures	Results	Study Limitations
			Driving Simulation		
Akinwuntan et al. (2005)	To determine the effectiveness of simulator-based training on driving performance and safety poststroke	Level I—Randomized control trial. *Participants* N = 73 participants with first stroke age < 75 yr who were able to legally drive before the stroke (~25% had visual field loss)	*Intervention* Regular hospital rehabilitation programming and driver simulator training, 15 hr over 5 wk. *Control* Driving-related cognitive tasks. *Outcome Measures* • Fitness-to-drive evaluation classification (unfit to drive, temporarily unfit to drive, fit to drive) • On-road test performance.	Of intervention participants who completed the follow-up assessment, 73% passed and could legally resume driving compared with only 42% of control participants ($p = .03$). Simulator outcomes showed significant reductions in collisions, pedestrian hits, and total faults (all $ps < .001$) for the intervention group.	The authors provided limited description of the simulator protocol and of the measure for determining fitness to drive, limiting reproducibility. Only about 25% of participants were reported to have visual field loss; their outcomes were not differentiated from those of participants with no visual field loss. No significant difference was found between the intervention and control groups regarding visual field loss. Simulated outcomes were not compared with on-road measures, so the study lacks ecological validity.

http://dx.doi.org/10.1212/01.wnl.0000171749.71919.fa

| | | | **Multidisciplinary Low Vision Rehabilitation** | | |
| Lamoureux et al. (2007) | To evaluate the effectiveness of a multidisciplinary low vision rehabilitation program on quality of life | Level III—Before-and-after design.

Participants
N = 192 participants with AMD

Mean age = 80.3 ± 13.1 yr | *Intervention*
Multidisciplinary low vision services to help participants use their remaining vision, improve participation in daily living, and improve quality of life after an initial assessment at a low vision clinic with a member of the multidisciplinary team usually made up of occupational therapy, orientation and mobility, orthoptics, and welfare specialists.

Devices and rehabilitation program provided for ≤ 6 mo. | Participants showed significant improvements on all IVI subscales except the Mobility and Independence subscale.

The highest effect size was obtained for the Emotional Well-Being subscale. | Not all participants took advantage of occupational therapy or O&M services (n = 48 participants).

Comorbidities may have led to decreased O&M scores.

No control group was used.

The discussion of the IVI instrument and Independence subscale lacks detail on how the items contribute to the construct of community mobility. |

D Übersicht zur Evidenz 89

		Outcome Measures Impact of Visual Impairment (IVI): Self-reported restriction of participation in daily living activities on the basis of ability to read and access information and emotional well-being and level of mobility and independence.	

http://dx.doi.org/10.1167/iovs.06-0610

Driver Education Programs

Owsley et al. (2004)	To evaluate the efficacy of a program that teaches older drivers at high risk for crash involvement and motivated to remain behind the wheel the effects of their functional deficits on driving skills and compensatory strategies such as self-regulation	Level I—Randomized control trial. *Participants* $N = 403$ licensed drivers with visual impairment ages ≥ 60 yr in the Birmingham, Alabama, area who had been the driver in a crash in the prior yr and had a Mini-Mental State Examination score of ≥ 23	*Intervention* Usual care (comprehensive examination by an optometrist; discussion with an eye care specialist of the impact of any diagnosed visual impairment on activities of daily living, including driving) plus 2 educational sessions that included an initial 2-hr visit followed by a booster session 1 mo later. *Control* Usual care alone. *Outcome Measures* • Crash involvement during 2-yr follow-up • Average weekly mileage and average days, trips, and places driven per wk measured at 6-, 12-, 18-, and 24-mo interviews.	At 2-yr follow-up, no difference was found in crash rates between the two groups. Both groups reported decreases in mileage driven, with a more significant decrease ($p = .02$) occurring in the intervention group. For both driving avoidance and self-regulation scores, after baseline equivalence, the intervention group had significantly higher scores than the usual-care group at each follow-up visit (both $ps < .001$).	Outcomes for the 2-yr follow-up were self-reported. Two intervention sessions may not have been enough to change behaviors for the long term. The education provided may have made participants overconfident in their ability to continue driving.

http://dx.doi.org/10.1016/j.amepre.2003.12.005

(Continued)

Table D.3. Summary of Evidence on Low Vision Interventions to Promote Driving and Community Mobility for Older Adults With Low Vision (*Cont.*)

Author	Study Objectives	Level/Design/Participants	Intervention and Outcome Measures	Results	Study Limitations
Stalvey & Owsley (2003)	To evaluate the efficacy of a theory-based intervention for high-risk older drivers	Level I—Randomized control trial. *Participants* N = 365 participants ages ≥ 60 yr who were legally licensed to drive in Alabama, who had visual acuity of 20/30 to 20/60 or visual processing deficits, and who had a high level of driving exposure and a history of crash involvement. Mean age = 74 yr	*Intervention* Usual care plus 2 educational sessions that included an initial 2-hr visit followed by a booster session 1 mo later. *Control* Usual care. *Outcome Measure* Driver Perceptions and Practices Questionnaire before and after interventions.	Participants in the educational program reported a significantly greater level of perceived vision impairment and understanding about its impact on driving and a significantly higher number of perceived benefits of self-regulation.	Outcomes for the 2-yr follow-up were self-reported. Two intervention sessions may not have been enough to change behaviors for the long term. The education provided may have made participants overconfident in their ability to continue driving.
Low Vision Devices (Bioptics and Prisms)					
Bowers et al. (2005)	To determine participants' perceived ability to continue driving safely after receiving bioptic telescope training	Level III—Cross-sectional survey study design. *Participants* N = 58 drivers with visual impairments who had recent experience in driving with a bioptic telescope and who used or were trained to use bioptics during driving within the past 3 yr. Age range = 17–86 yr	*Intervention* No intervention; previous participation in driver training with the use of bioptics. *Outcome Measures* Driving Habits Questionnaire (DHQ), supplemented with questions specific to driving with bioptic telescopes.	83% of participants reported driving themselves. 72% rated their driving as above average. 84% reported driving with the general flow of traffic. 88% were moderately or very confident using bioptics while driving. Of participants age 65 and younger, 40% reported having no access to public transportation in their area, 90% were employed, and 85% drove to work. 12% reported 1 crash in the previous 12 mo.	Several participants were referred to physicians to assist in answering questions on the DHQ. Participants' age range of 17–86 limits generalizability to the older population. Outcomes were not differentiated by age. No details were provided on dosage of driver training with bioptics (time, intensity, duration).

http://dx.doi.org/10.1167/iovs.04-0271

Szlyk et al. (1998)	To test the effectiveness of a bioptic, peripheral vision–enhancement lens in participants with retinitis pigmentosa, choroidemia, and Usher's syndrome Type II	Level II—Crossover design. *Participants* N = 15 Mean age = 45.2 yr; Age range = 27–67 yr	*Intervention* O&M training, 4 weekly 3-hr sessions; driving training, 8 weekly 2-hr sessions. *Outcome Measures* O&M assessment: • Visual skill tasks in the domains of recognition, peripheral detection, scanning, tracking, and mobility (outdoor activities; e.g., crossing intersections). *Driving assessment:* • Visual skill tasks in the domains of recognition, peripheral detection, scanning, tracking, visual memory, and mobility (simulator and on-road skills; e.g., number of accidents, brake response time).	No statistically significant differences were found between groups when comparing distribution of scores for improvement. Overall improvement for both groups averaged 37.3%. Mobility scores improved 46.4%. Of participants, 86% were satisfied or extremely satisfied with bioptics.	The small sample size limits power and generalizability. Only 1 of the 15 participants was > 65 yr old. No breakdown was reported for skills specific to O&M or driving, making it difficult to attribute change to outdoor mobility or driving training. No reference was made to crash or on-road performance outcomes (pass vs. fail). Psychometric characteristics of the outcome measures were not reported.
http://dx.doi.org/10.1097/00006324-199807000-00021				
Szlyk et al. (2000)	To evaluate a vision rehabilitation program aimed at training people with visual field loss to use a bioptic telescope to improve life skills, including driving	Level I—Randomized control trial. *Participants* N = 25 participants (13 male and 12 female) with central vision loss Age range = 16–78 yr	*Intervention* • *Training groups:* O&M training, 4 weekly 3-hr sessions, and driving training, 8 weekly 2-hr sessions • *Control groups:* (1) delayed training and (2) no training. *Outcome Measures* • O&M assessment: Visual skill tasks in the domains of recognition, peripheral detection, scanning, tracking, and mobility (outdoor activities; e.g., crossing intersections) • Driving assessment: Visual skill tasks in the domains of recognition, peripheral detection, scanning, tracking, visual memory, and mobility (simulator and on-road skills; e.g., number of accidents, brake response time).	Training groups demonstrated improved visual skills in the domains of recognition, peripheral detection, and scanning. No significant improvement was found in the domains of mobility, tracking, and visual memory; however, when driving skills were compared separately, a significant difference was found between the trained and untrained groups ($p = .02$). 82% of participants were very satisfied or extremely satisfied with bioptics.	The small sample size limits power and generalizability. The low proportion (25%) of participants > 65 yr old limits generalizability to the older population. Driving-related skill improvement was noted, but no reference was made to crash or on-road performance outcomes (pass vs. fail). Limited detail was provided on how driving items and skills were quantified (possibly mixed domains). Psychometric characteristics of the outcome measures were not reported.

(Continued)

Table D.3. Summary of Evidence on Low Vision Interventions to Promote Driving and Community Mobility for Older Adults With Low Vision (*Cont.*)

Author	Study Objectives	Level/Design/Participants	Intervention and Outcome Measures	Results	Study Limitations
Szlyk et al. (2005)	To compare the outcomes of orientation and mobility and driver training with Fresnel prisms and the Gottlieb Visual Field Awareness System (VFAS) for participants with homonymous hemianopsia To determine whether the participants continued to use the optical enhancement devices at 2-yr follow-up	Level II—Crossover, cohort design. *Participants* $N = 10$ men with hemianopsia Mean age = 52.3 yr; Age range = 16–74 yr	*Intervention* Lab and outdoor training with Fresnel or Gottlieb VFAS prisms, four 2- to 3-hr sessions; on-road training, eight 2-hr sessions. *Outcome Measures* • Outdoor functional assessment: Visual skill tasks in the domains of recognition, peripheral detection, scanning, tracking, and mobility (outdoor activities; e.g., crossing intersections) scored by a certified O&M specialist. • Driving skills assessment: Visual skill tasks in the domains of recognition, peripheral detection, scanning, tracking, visual memory, and mobility (simulator and on-road skills; e.g., number of accidents, brake response time).	Participants improved in all skill categories with both of the prism systems, ranging from 36% for mobility (Fresnel prisms) to 13% for recognition (Gottlieb VFAS). No statistically significant differences were found between types of prisms. 100% of the participants were at least satisfied with the prisms. At 2-yr follow-up, 3 of the 7 participants contacted were driving (43%); 2 (29%) were driving with the lenses.	Only 3 of the 10 participants were > 65 yr old, limiting generalization to the older population. Sample size was small. The description of the O&M training protocol lacks detail to facilitate reproducibility. Psychometric characteristics of the outcome measures were not reported. No breakdown was reported for items specific to outdoor mobility or driving in each skills domain, making it difficult to attribute change to outdoor mobility or driving training.

http://dx.doi.org/10.1111/j.1475-1313.2004.00265.x

Note. AMD = age-related macular degeneration; O&M = orientation and mobility.

This table is a product of AOTA's Evidence-Based Practice Project and the *American Journal of Occupational Therapy*. Copyright © 2013 by the American Occupational Therapy Association. It may be freely reproduced for personal use in clinical or educational settings as long as the source is cited. All other uses require written permission from the American Occupational Therapy Association. To apply, visit www.copyright.com.

Suggested citation: Justiss, M. D. (2013). Occupational therapy interventions to promote driving and community mobility for older adults with low vision: A systematic review (Suppl. Table 1). *American Journal of Occupational Therapy, 67,* 296–302. http://dx.doi.org/10.5014/ajot.005660

Table D.4. Summary of Evidence on Interventions to Improve Leisure and Social Participation for Older Adults With Low Vision

Author/Year	Study Objectives	Level/Design/Participants	Intervention and Outcome Measures	Results	Study Limitations
Brody et al. (1999) http://dx.doi.org/10.1007/BF02895965	To assess whether a self-management group intervention would increase engagement in activities and improve self-efficacy in people with vision loss	Level 1—Randomized control trial. *Participants* N = 92 participants with AMD Intervention group n = 44 Control group n = 48 Mean age = 79 yr; Age range = 65–91 yr *Interventionist* Not stated	*Intervention* Six weekly 2-hr self-management group sessions, including didactic presentations and problem-solving strategies with guided practice. *Control* Wait list; self-management intervention completed after the intervention group. *Outcome Measure* Health and Impact Questionnaire: General health and impact of macular degeneration on one's life, including participation in leisure activities.	Participants who provided activities data pre- and postintervention (n = 52) were significantly more likely to report engaging in gardening or landscaping ($p < .001$) and less likely to report going to movies ($p < .001$), attending cultural events ($p = .006$), or participating in religious observances ($p < .001$) after the intervention.	Time from assessment to intervention varied across participants, with an average of 3 mo; a change in baseline status could have occurred during this time.
Brunnström et al. (2004) http://dx.doi.org/10.1111/j.1475-1313.2004.00192.x	To determine the effect that adjusting task lighting in the living room has on the quality of life of older adults with low vision	Level 1—Randomized control trial. *Participants* N = 46 participants; macular degeneration (n = 28), retinitis pigmentosa (n = 5), glaucoma (n = 2), and other (n = 11) recruited from the Low Vision Clinic in Goteborg, Sweden Intervention group n = 24 Control group n = 22 Mean age = 76 yr; Age range = 20–90 yr *Interventionist* Occupational therapist	*Intervention* Light adjustments as needed in the kitchen, bathroom, and hall and task light adjustments around the living room reading area. *Control* Same treatment as the intervention group but no task light adjustments in the living room. *Outcome Measure* Perceived Quality of Life: Social participation factors including perception of loneliness, contact with relatives, and contact with others.	Participants in the intervention group experienced a significant improvement in social participation postintervention, whereas participants in the control group did not.	Information not reported includes group characteristics, reliability and validity of the outcome measure, and power of the sample size. The large range in ages of the participants may be a potential confounding factor.

(Continued)

Table D.4. Summary of Evidence on Interventions to Improve Leisure and Social Participation for Older Adults With Low Vision (*Cont.*)

Author/Year	Study Objectives	Level/Design/Participants	Intervention and Outcome Measures	Results	Study Limitations
Conrod & Overbury (1998)	To study the effects of perceptual training (PT) and individual (IC) and group (GC) psychosocial counseling on the adjustment of older adults living with vision loss	Level I—Randomized control trial. *Participants* $N = 99$ participants (49 with low vision [38 with AMD], 50 sighted controls) Mean age = 70 yr *Interventionist* Trained in administration of IC, GC, and PT manual	*Interventions* *PT*: Individualized training including scanning, peripheral viewing, and eye–hand coordination strategies *IC*: One-on-one instruction on 5 topics, including education, social participation, and community resources *GC*: Same instruction as the IC group but in a group setting. *Controls* • *Low vision*: Pre- and postintervention sessions only • *Sighted*: Single testing session. *Outcome Measures* • Activities questionnaire: Effect of vision loss on daily functioning, including shopping, socializing, and traveling • Expectations questionnaire: Expected performance on activities such as traveling, taking into account vision loss • Self-report questionnaire: Visual performance on routine tasks such as reading mail and writing letters.	No significant changes were observed on any of the measures related to leisure or social participation. Most participants in all 3 intervention groups resumed engagement in a meaningful activity that they had relinquished because of vision loss ($p = .08$). 77.8% of GC participants, 30.8% of IC participants, and 57.1% of PT participants reported initiating a new activity ($p = .09$).	Instructors were not blind to the participants' treatment status. Follow-up data were missing for 20 participants who could not be contacted.

Author/Year	Study Objectives	Level/Design/Participants	Intervention and Outcome Measures	Results	Study Limitations
Dahlin Ivanoff et al. (2002) http://dx.doi.org/10.5014/ajot.56.3.322	To determine whether participation in a health education program would influence perceived security in the ability to engage in daily occupations for older adults with vision loss	Level I—Randomized control trial. *Participants* $N = 187$ participants with AMD recruited from low vision clinics at 2 university-affiliated hospitals in Sweden Health education group $n = 93$ Control group $n = 94$ Median age = 79 yr; Age range = 66–94 yr *Interventionist* Occupational therapist	*Intervention* Health education program in which an occupational therapist provided information and skills training in 8 occupational categories. *Control:* Individual intervention consisting of the standard care provided at the low vision clinics. *Outcome Measure* Questionnaire developed for the study: perceived security in performing 29 daily occupations in 7 areas.	Both groups showed an increase in perceived security at 4 mo in "reading an article in your newspaper," "threading a needle and sewing a button on," and "following the news on your TV." The intervention group experienced significantly higher perceived security at 4 mo in "dialing on your phone," "finding your way in your local shop," "knowing your turn in the queue," and "writing a memo to yourself."	The data collectors were not blind to the composition of the programs. Information such as participant characteristics, p values, and power of the sample size was not reported.
Elliott & Kuyk (1994)	To determine the impact of personal adjustment training on perception of quality of life	Level III—One group, nonrandomized design. *Participants* $N = 40$ veterans with vision loss Mean age = 64 yr; Age range = 36–85 yr *Interventionist* O&M specialist	*Intervention* Personal adjustment training for an average of 55 days at a residential program. *Outcome Measure* Survey developed for the study: functioning in the home environment, feelings of self-worth and self-confidence.	Significant improvements were seen in several areas, including social engagement, hobbies, and activities that use fine motor skills.	The small sample size and lack of discussion of the intervention limit the ability to replicate the study and determine the causal factor of change.

(Continued)

Table D.4. Summary of Evidence on Interventions to Improve Leisure and Social Participation for Older Adults With Low Vision (*Cont.*)

Author/Year	Study Objectives	Level/Design/Participants	Intervention and Outcome Measures	Results	Study Limitations
Hinds et al. (2003)	To investigate the impact of an interdisciplinary low vision service on quality of life and participation in daily activities	Level III—Nonrandomized pretest–posttest. *Participants* $N = 71$ participants (68% with AMD) from two low vision clinics in Scotland Age: 78% > 71 yr; Age range: 34–86+ yr *Interventionists* Team including ophthalmologist, ophthalmic nurse, social worker, and rehabilitation worker	*Intervention* Interdisciplinary low vision service consisting of diagnosis, referral, blind or partially sighted registration, refraction and prescription of low vision aids, home visits, education, support, and counseling. *Outcome Measures* • MLVQ: Performance, difficulty, and importance of 19 daily activities • LVA measure: Use and helpfulness of prescribed LVAs during MLVQ tasks.	The number of people who reported reading ordinary print books, newsprint, or magazines increased significantly ($p = .049$). The number of people who reported reading large-print books and newspapers decreased significantly ($p = .015$). Nonsignificant improvements were seen in sewing and knitting, special hobbies, watching TV, and reading telephone numbers. 75% reported using prescribed LVAs during the past month while reading ordinary print books, newsprint, or magazines or watching TV. More than half found the LVAs useful for these tasks.	No control group was used.

http://dx.doi.org/10.1136/bjo.87.11.1391

La Grow (2004)	To determine the effectiveness of comprehensive low vision services vs. a mix of services currently available in promoting independent living skills for older adults with age-related vision loss	Level II—Nonrandomized controlled trial. *Participants* $N = 186$ participants recruited from 4 low vision clinics in New Zealand Intervention group $n = 93$ Control group $n = 93$ Mean age $= 80.6$ yr; Age range $= 65–95$ yr *Interventionist* Not stated	*Intervention* Vision examination; prescription for, loan of, and training in use of optical and nonoptical aids; follow-up and repeated visits if necessary. *Control* Typically available services—i.e., assessment and instruction in independent living skills, O&M, communication, and recreational and leisure activities. *Outcome Measure* Adapted version of Elliott and Kuyk's (1994) measure of functional and psychosocial outcomes of blind rehabilitation.	No significant differences were found between groups at posttest or follow-up.	The article does not provide results for the individual items in the outcome measure, so individual changes for each item of interest cannot be determined.
McCabe et al. (2000)	To determine whether vision rehabilitation increases patients' functional ability and whether involving families in intervention produces more successful outcomes	Level 1—Randomized control trial. *Participants* $N = 97$ participants (64% with macular degeneration) Intervention group $n = 49$ Control group $n = 48$ Median age $= 76$ yr; Age range $= 19–91$ yr *Interventionists* Optometrist, occupational therapist, and social worker	*Intervention* *Family-focused care:* Standard vision rehabilitation (assessment; support services; and training in use of remaining vision, optical and nonoptical aids, and adaptive techniques) plus involvement of family members in all stages of intervention, education of family members about the ophthalmic condition and rehabilitation process, and instruction of family members in coping strategies to adapt to vision loss. *Control* *Individual care:* Standard vision rehabilitation. *Outcome Measure* FAQ: Visual function and overall well-being; relevant questions address travel and public transportation, sewing, doing a handicraft, and visiting friends.	A statistically significant decrease was found for both groups in dependency and difficulty in performing tasks. No significant differences were found between groups.	The sample size was not large enough to achieve statistical power. The results for individual items in the outcome measure were not reported.

(Continued)

98   6 Anhänge

Table D.4. Summary of Evidence on Interventions to Improve Leisure and Social Participation for Older Adults With Low Vision (*Cont.*)

Author/Year	Study Objectives	Level/Design/Participants	Intervention and Outcome Measures	Results	Study Limitations
Pankow et al. (2004)	To determine whether a vision rehabilitation program would improve independent functioning in older adults with visual impairments	Level I—Randomized control trial. *Participants* $N = 30$ participants (14 with AMD) Intervention group $n = 15$ Control group $n = 15$ Mean age = 75 yr; Age range = 65–90 yr *Interventionists* Occupational therapist, O&M specialist, rehabilitation teacher, and others	*Intervention* Customized treatment depending on participants' personal goals for rehabilitation consisting of rehabilitation teaching, O&M training, driving rehabilitation, and occupational therapy. *Control* Wait list for vision rehabilitation. *Outcome Measures* • FIMBA: Ability to perform living skills and O&M skills independently • Goal attainment: Participation in goals (e.g., hobbies, reading, cooking).	The treatment group had significantly higher scores than the control group on the FIMBA Living Skills Inventory. No significant difference was found in scores on the FIMBA Orientation and Mobility section. A significant difference between groups was found in goal attainment: 29 of 30 goals were attained in the intervention group, but only 1 of 30 goals was attained in the control group.	The sample size was small, and no mention was made of whether the study was adequately powered. Participants and evaluators were not blind to the composition of groups.
Reeves et al. (2004) http://dx.doi.org/10.1136/bjo.2003.037457	To determine whether people who received both supplementary home-based rehabilitation and conventional rehabilitation were better able to perform everyday activities than people who received only conventional rehabilitation	Level I—Randomized control trial. *Participants* $N = 226$ participants with AMD recruited from the Manchester Royal Eye Hospital, England ELVR intervention group $n = 75$ CLVR control group $n = 76$ CELVR control group $n = 75$ Median age = 81 yr *Interventionist* Rehabilitation officer with training in vision rehabilitation and 5 yr of experience	*Intervention* ELVR: CLVR plus home-based low vision rehabilitation visits consisting of advice on, demonstration of, and supply of LVAs and support. *Controls* CLVR group: Setting and reappraisal of goals, demonstration of LVAs, discussion of ways to enhance vision, literature about diagnosis, and referrals and follow-up. CELVR group: CLVR and home-based visits during which participant and practitioner discuss problems and concerns and participation in daily and leisure activities. *Outcome Measure* MLVQ: Self-rated restriction in everyday activities because of visual impairment, duration of LVA use.	No significant differences were found between groups in the self-rated restriction score at 12 mo. No significant differences were found between groups in duration of LVA use.	Some patients were unmasked to the researchers during assessment.

Rovner & Casten (2008)	To determine whether problem-solving treatment (PST) compared with usual care would reduce depression and prevent loss of participation in valued activities for people with AMD	Level I—Randomized control trial. *Participants* N = 206 participants with AMD and without clinical depression Intervention group n = 105 Control group n = 101 Age: > 64 yr *Interventionist* Nurse or counselor trained in PST	*Intervention* 6 in-home sessions of PST, an approach that teaches problem-solving skills through identifying the problem; goal setting; brainstorming, choosing, and implementing solutions; and evaluating outcomes. *Control* Usual care. *Outcome Measure* NEI VFQ–17: Difficulty participating in daily tasks such as reading the newspaper and engaging in hobbies, value of each activity.	Fewer participants in the intervention group gave up participation in valued activities (23.2% of intervention group vs. 37.4% of control group at 2 mo; 30.5% vs. 44.2% at 6 mo).	Limited information is provided about demographics (e.g., no mention of gender, race, mean age of group) and study procedures (e.g., no mention whether researchers were blind to groups). No explanation is provided of what "usual care" consisted of for the control group. Information is limited on whether the study controlled for additional services received by participants and other confounding factors.

http://dx.doi.org/10.1097/JGP.0b013e3186b7342

Scanlan & Cuddeford (2004)	To determine the outcomes of a low vision service that provided an extended period of education in using low vision devices, specifically microscopes, for people with AMD	Level I—Randomized control trial. *Participants* N = 64 participants with AMD with best-corrected visual acuity in better eye of 20/60 to 20/400 recruited from new clients at the Canadian National Institute for the Blind Intervention group n = 32 Control group n = 32 Mean age = 81 yr; Age range = 65–89 yr *Interventionist* Vision rehabilitation nurse	*Intervention* Five 1-hr educational sessions by a vision rehabilitation nurse individualized to participant needs and focused on reading skills. *Control* 1-hr educational session on use of optical devices by a vision rehabilitation nurse. *Outcome Measure* NEI VFQ–25: Difficulty participating in daily tasks such as reading the newspaper and engaging in hobbies.	The NEI VFQ–25 showed a statistically significant difference between groups at Time 3 (follow-up at week 12), when the experimental group rated their eyesight as better, expressed less difficulty reading smaller print (newspapers, telephone books), expressed less difficulty seeing how others reacted to things they said, and perceived that they needed less help from others.	Sample size was small.

(Continued)

Table D.4. Summary of Evidence on Interventions to Improve Leisure and Social Participation for Older Adults With Low Vision (Cont.)

Author/Year	Study Objectives	Level/Design/Participants	Intervention and Outcome Measures	Results	Study Limitations
Shuttleworth et al. (1995) http://dx.doi.org/10.1136/bjo.79.8.719	To measure the effectiveness of an integrated low vision rehabilitation program using LVAs in improving function and satisfaction for people with vision loss over a 2-yr period	Level III—One-group longitudinal design. *Participants* N = 125 participants (47% with AMD) at study onset (111 at 1 yr, 75 at 2 yr) recruited from the Low Vision Clinic in South Devon, England Mean age = 76 yr *Interventionist* Orthoptist with 3 mo training in low vision rehabilitation	*Intervention* Functional assessment, individualized counseling, advice and training in use of LVAs and visual techniques, and referrals to social services; loan of most appropriate LVA to participants. *Outcome Measure* Questionnaire: Use of LVAs and satisfaction with low vision services.	Most participants used LVAs for near vision tasks, including reading correspondence (83% at 1 yr, 86% at 2 yr) and pleasure reading (73% and 64%). Some participants used LVAs for writing (39% at 1 yr and 25% at 2 yr) and hobbies (27% and 16%).	No control group was used to provide comparison data. Limited baseline data were presented.

Note. AMD = age-related macular degeneration; CELVR = control for additional contact time in enhanced low vision rehabilitation; CLVR = conventional low vision rehabilitation; ELVR = enhanced low vision rehabilitation; FAQ = Functional Assessment Questionnaire; FIMBA = Functional Independence Measure for Blind Adults; LVA = low vision aid; MLVQ = Manchester Low Vision Questionnaire; NEI VFQ-17 = 17-item National Eye Institute Visual Function Questionnaire; O&M = orientation and mobility.

This table is a product of AOTA's Evidence-Based Practice Project and the *American Journal of Occupational Therapy*. Copyright © 2013 by the American Occupational Therapy Association. It may be freely reproduced for personal use in clinical or educational settings as long as the source is cited. All other uses require written permission from the American Occupational Therapy Association. To apply, visit www.copyright.com.

Suggested citation: Berger, S., McAteer, J., Schreier, K., & Kaldenberg, J. (2013). Occupational therapy interventions to improve leisure and social participation for older adults with low vision: A systematic review (Suppl. Table 1). *American Journal of Occupational Therapy, 67,* 303–311. http://dx.doi.org/10.5014/ajot.005447

Literatur

Accreditation Council for Occupational Therapy Education. (2012). 2011 Accreditation Council for Occupational Therapy Education (ACOTE®) standards. *American Journal of Occupational Therapy, 66,* 6–74. http://dx.doi.org/10.5014/ajot.2012.66S6

Agency for Healthcare Research and Quality, U.S. Preventive Services Task Force. (2009). *Standard recommendation language.* Retrieved February 14, 2009, from http://www.uspreventiveservicestaskforce.org/uspstf.htm

Akinwuntan, A.E., De Weerdt, W., Feys, H., Pauwels, J., Baten, G., Arno, P. & Kiekens, C. (2005). Effect of simulator training on driving after stroke: A randomized controlled trial. *Neurology, 65,* 843–850. http://dx.doi.org/10.1212/01.wnl.0000171749.71919.fa

American Medical Association. (2012). *CPT 2013.* Chicago: Author.

American Occupational Therapy Association. (1979). Uniform terminology for occupational therapy. *Occupational Therapy News, 35,* 1–8.

American Occupational Therapy Association. (1989). Uniform terminology for occupational therapy (2nd ed.). *American Journal of Occupational Therapy, 43,* 808–815. http://dx.doi.org/10.5014/ajot.43.12.808

American Occupational Therapy Association. (1994). Uniform terminology for occupational therapy (3rd ed.). *American Journal of Occupational Therapy, 48,* 1047–1054. http://dx.doi.org/10.5014/ajot.48.11.1047

American Occupational Therapy Association. (2002). Occupational therapy practice framework: Domain and process. *American Journal of Occupational Therapy, 56,* 609–639. http://dx.doi.org/10.5014/ajot.56.6.609

American Occupational Therapy Association. (2006). Policy 1.44: Categories of occupational therapy personnel. In *Policy manual* (2011 ed., pp. 33–34). Bethesda, MD: Author.

American Occupational Therapy Association. (2008). Occupational therapy practice framework: Domain and process (2nd ed.). *American Journal of Occupational Therapy, 62,* 625–688. http://dx.doi.org/10.5014/ajot.62.6.625

American Occupational Therapy Association. (2009). Guidelines for supervision, roles and responsibilities during the delivery of therapy services. *American Journal of Occupational Therapy, 58,* 663–667. http://dx.doi.org/10.5014/ajot.63.6.797

American Occupational Therapy Association. (2010). Standards of practice for occupational therapy. *American Journal of Occupational Therapy, 64,* 106–111. http://dx.doi.org/10.5014/ajot.2010.64S106

American Occupational Therapy Association. (2011). *AOTA's societal statement on health literacy. American Journal of Occupational Therapy, 65* (Suppl.), 78–79. http://dx.doi.org/10.5014/ajot.2011.65S78

American Occupational Therapy Association. (2013). Guidelines for documentation of occupational therapy. *American Journal of Occupational Therapy, 67* (Suppl.).

Baldasare, J., Watson, G., Whittaker, S. & Miller-Shaffer, H. (1986). The development and evaluation of a reading test for low vision individuals with macular loss. *Journal of Visual Impairment and Blindness, 80,* 785–789.

Baum, C.M. & Edwards, D. (2008). *Activity Card Sort* (2nd ed.). Bethesda, MD: AOTA Press.

Bentzel, K. (2008). Assessing abilities and capacities: Sensation. In M. Radomski & C. Trombly Latham (Eds.), *Occupational therapy for physical dysfunction* (6th ed., pp. 212–233). Philadelphia: Lippincott Williams & Wilkins.

Berg, J. (1997). Playing the outcomes game. *OT Week, 11*(22), 12–15.

Berg, K., Wood-Dauphinee, S. & Williams, J.I. (1995). The Balance Scale: Reliability assessment with elderly residents and patients with an acute stroke. *Scandinavian Journal of Rehabilitative Medicine, 27,* 27–36.

Berger, S., McAteer, J., Schreier, K. & Kaldenberg, J. (2013). Occupational therapy interventions to improve leisure and social participation for older adults with low vision: A systematic review (Suppl. Table 1). *American Journal of Occupational Therapy, 67,* 303–311. http://dx.doi.org/10.5014/ajot.005447

Birk, T., Hickl, S., Wahl, H.W., Miller, D., Kammerer, A., Holz, F.,... Volcker, H.E. (2004). Development and pilot evaluation of a psychosocial intervention program for patients with age-related macular degeneration. *Gerontologist, 44,* 836–843. http://dx.doi.org/10.1093/geront/44.6.836

Bowers, A.R., Apfelbaum, D.H. & Peli, E. (2005). Bioptic telescopes meet the needs of drivers with moderate visual acuity loss. *Investigative Ophthalmology and Visual Science, 46,* 66–74. http://dx.doi.org/10.1167/iovs.04-0271

Bowers, A. R., Keeney, K. & Peli, E. (2008). Community-based trial of a peripheral prism visual field expansion device for hemianopia. *Archives of Ophthalmology, 126*(5), 657–664. http://dx.doi.org/10.1001/archopht.126.5.657

Bowers, A. R., Lovie-Kitchin, J. E. & Woods, R. L. (2001). Eye movements and reading with large print and optical magnifiers in macular disease. *Optometry and Vision Science, 78,* 325–334. http://dx.doi.org/10.1097/00006324-200105000-00016

Bowers, A. R., Meek, C. & Stewart, N. (2001). Illumination and reading performance in agerelated macular degeneration. *Clinical and Experimental Optometry, 84,* 139–147. http://dx.doi.org/10.1111/j.1444-0938.2001.tb04957.x

Bowers, A., Peli, E., Elgin, J., McGwin, G., Jr. & Owsley, C. (2005). On-road driving with moderate visual field loss. *Optometry and Vision Science, 82,* 657–667. http://dx.doi.org/10.1097/01.opx.0000175558.33268.b5

Boyce, P. B. & Sanford, L. J. (2000). Lighting to enhance visual capabilities. In B. Silverstone, M. A. Lang, B. P. Rosenthal & E. E. Faye (Eds.), *The Lighthouse handbook on vision impairment and vision rehabilitation* (pp. 617–636). New York: Oxford University Press.

Brody, B. L., Roch-Levecq, A. C., Gamst, A. C., Maclean, K., Kaplan, R. M. & Brown, S. I. (2002). Self-management of age-related macular degeneration and quality of life: A randomized controlled trial. *Archives of Ophthalmology, 120,* 1477–1483.

Brody, B. L., Roch-Levecq, A. C., Thomas, R. G., Kaplan, R. M. & Brown, S. I. (2005). Selfmanagement of age-related macular degeneration at the 6-month follow-up: A randomized controlled trial. *Archives of Ophthalmology, 123,* 46–53. http://dx.doi.org/10.1001/archopht.123.1.46

Brody, B. L., Williams, R. A., Thomas, R. G., Kaplan, R. M., Chu, R. M. & Brown, S. I. (1999). Age-related macular degeneration: A randomized clinical trial of a self-management intervention. *Annals of Behavioral Medicine, 21,* 322–329. http://dx.doi.org/10.1007/BF02895965

Brunnstrom, G., Sorensen, S., Alsterstad, K. & Sjostrand, J. (2004). Quality of light and quality of life – The effect of lighting adaptation among people with low vision. *Ophthalmic and Physiological Optics, 24,* 274–280. http://dx.doi.org/10.1111/j.1475-1313.2004.00192.x

Centers for Medicare and Medicaid Services. (2002). *Program memorandum: Intermediaries/carriers* (Transmittal AB-02-078). Retrieved August 25, 2011, from www.cms.gov/Transmittals/downloads/AB02078.pdf

Cheong, A. M., Bowers, A. R. & Lovie-Kitchin, J. E. (2009). Does a line guide improve reading performance with stand magnifiers. *Optometry and Vision Science, 86,* E1078–E1085. http://dx.doi.org/10.1097/OPX.0b013e3181b4c4d9

Cheong, A. M., Lovie-Kitchin, J. E., Bowers, A. R. & Brown, B. (2005). Short-term in-office practice improves reading performance with stand magnifiers for people with AMD. *Optometry and Vision Science, 82,* 114–127. http://dx.doi.org/10.1097/01.OPX.0000153244.93582.FF

Coleman, A. L., Stone, K., Ewing, S. K., Nevitt, M., Cummings, S., Cauley, J. A., ... Mangione, C. M. (2004). Higher risk of multiple falls among elderly women who lose visual acuity. *Ophthalmology, 111,* 857–862. http://dx.doi.org/10.1016/j.ophtha.2003.09.033

Colenbrander, A. (2002). Visual standards: Aspects and ranges of vision loss. *Proceedings of the 29th International Congress of Ophthamology,* Sydney, Australia. Retrieved from http://www.ski.org/Colenbrander/Images/Vis_Standards_ICO_2002.pdf

Colenbrander, A. & Fletcher, D. C. (1995). Basic concepts and terms for low vision rehabilitation. *American Journal of Occupational Therapy, 49,* 865–869.

Congdon, N., O'Colmain, B., Klaver, C. C., Klein, R., Munoz, B., Friedman, D. S., ... Mitchell, P.; Eye Diseases Prevalence Research Group. (2004). Causes and prevalence of visual impairment among adults in the United States. *Archives of Ophthalmology, 122,* 477–485. http://dx.doi.org/10.1001/archopht.122.4.477

Conrod, B. E. & Overbury, O. (1998). The effectiveness of perceptual training and psychosocial counseling in adjustment to the loss of vision. *Journal of Visual Impairment and Blindness, 92,* 464–482.

Crossland, M. D., Culham, L. E., Kabanarou, S. A. & Rubin, G. S. (2005). Preferred retinal locus development in patients with macular disease. *Ophthalmology, 112,* 1579–1585. http://dx.doi.org/10.1016/j.ophtha.2005.03.027

Culham, L. E., Chabra, A. & Rubin, G. S. (2004). Clinical performance of electronic, headmounted, low-vision devices. *Ophthalmic and Physiological Optics, 24,* 281–290. http://dx.doi.org/10.1111/j.1475-1313.2004.00193.x

Dahlin Ivanoff, S., Sonn, U. & Svensson, E. (2002). A health education program for elderly persons with visual impairments and perceived security in the performance of daily occupations: A randomized study. *American Journal of Occupational Therapy, 56,* 322–330. http://dx.doi.org/10.5014/ajot.56.3.322

de Boer, M. R., Twisk, J., Moll, A. C., Volker-Dieben, H. J. M., de Vet, H. C. W. & van Rens, G. H. M. B. (2006). Outcomes of low-vision services using optometric and multidisciplinary approaches: A non-randomized comparison. *Ophthalmic and Physiological Optics, 26,* 535–544.

Desrosiers, J., Wanet-Defalque, M. C., Temisjian, K., Gresset, J., Dubois, M. F., Renaud, J., ... Overbury, O. (2009). Participation in daily activities and social roles of older adults with visual impairment. *Disability and Rehabilitation, 31,* 1227–1234. http://dx.doi.org/10.1080/09638280802532456

Dragon Naturally Speaking Speech Recognition Software (Version 12) [Computer software]. Burlington, MA: Nuance Communications.

Duncan, P. W., Weiner, D. K., Chandler, J. & Studenski, S. (1990). Functional reach: A new clinical measure of balance. *Journal of Gerontology, 45,* M192–M197. http://dx.doi.org/10.1093/geronj/45.6.M192

Dunn, W., McClain, L. H., Brown, C. & Youngstrom, M. J. (1998). The ecology of human performance. In M. E. Neistadt & E. B. Crepeau (Eds.), *Willard and Spackman's occupational therapy* (9th ed., pp. 525–535). Philadelphia: Lippincott Williams & Wilkins.

Eklund, K. & Dahlin-Ivanoff, S. (2007). Low vision, ADL and hearing assistive device use among older persons with visual impairments. *Disability and Rehabilitation: Assistive Technology, 2,* 326–334. http://dx.doi.org/10.1080/17483100701714717

Eklund, K., Sjostrand, J. & Dahlin-Ivanoff, S. (2008). A randomized controlled trial of a healthpromotion programme and its effect on ADL dependence and self-reported health problems for the elderly visually impaired. *Scandinavian Journal of Occupational Therapy, 15,* 68–74. http://dx.doi.org/10.1080/11038120701442963

Eklund, K., Sonn, U. & Dahlin-Ivanoff, S. (2004). Long-term evaluation of a health education programme for elderly persons with visual impairment: A randomized study. *Disability and Rehabilitation, 26,* 401–409. http://dx.doi.org/10.1080/09638280410001662950

Elliott, J. L. & Kuyk, T. K. (1994). Self-reported functional and psychosocial outcomes of blind rehabilitation. *Journal of Visual Impairment and Blindness, 88,* 206–212.

Eldred, K. B. (1992). Optimal illumination for reading in patients with age-related maculopathy. *Optometry and Vision Science, 69,* 46–50. http://dx.doi.org/10.1097/00006324-199201000-00007

Engel, R. J., Welsh, R. L. & Lewis, L. J. (2000). Improving the well-being of vision-impaired older adults through orientation and mobility training and rehabilitation. *Evaluation Review, 32,* 67–76.

Eperjesi, F., Fowler, C. W. & Evans, B. J. (2004). The effects of coloured light filter overlays on reading rates in age-related macular degeneration. *Acta Ophthalmologica Scandinavica, 82,* 695–700. http://dx.doi.org/10.1111/j.1600-0420.2004.00371.x

Eperjesi, F., Maiz-Fernandez, C. & Bartlett, H. E. (2007). Reading performance with various lamps in age-related macular degeneration. *Ophthalmic and Physiological Optics, 27,* 93–99.

Figueiro, M. G. (2001). *Lighting the way: A key to independence.* Troy, NY: Lighting Research Center.

Fok, D., Polgar, J. M., Shaw, L. & Jutai, J. W. (2011). Low vision assistive technology device usage and importance in daily occupations. *Work, 39,* 37–48.

Folstein, M. F., Folstein, S. E. & McHugh, P. R. (1975). „Mini-Mental State": A practical method for grading the cognitive state of patients for the clinician. *Journal of Psychiatric Research, 12,* 189–198. http://dx.doi.org/10.1016/0022-3956(75)90026-6

Fosse, P. & Valberg, A. (2004). Lighting needs and lighting comfort during reading with age-related macular degeneration. *Journal of Visual Impairment and Blindness, 98,* 389–409.

Frennesson, C., Jakobsson, P. & Nilsson, U. L. (1995). A computer and video display based system for training eccentric viewing in macular degeneration with an absolute central scotoma. *Documenta Ophthalmologica, 91,* 9–16. http://dx.doi.org/10.1007/BF01204619

Garzia, R. P., Richman, J. E., Nicholson, S. B. & Gaines, C. S. (1990). A new visual-verbal saccade test: The Development Eye Movement test (DEM). *Journal of the American Optometric Association, 61,* 124–135.

Gense, D. J. & Gense, M. (2004). *The importance of orientation and mobility skills for students who are deaf-blind.* Monmouth, OR: DB-LINK. Retrieved April 15, 2012, from http://c324175.r75.cf1.rackcdn.com/products/o&m.pdf

Gilbert, M. P. & Baker, S. S. (2011). Evaluation and intervention for basic and instrumental activities of daily living. In M. Warren & E. A. Barstow (Eds.), *Occupational therapy interventions for adults with low vision* (pp. 227–268). Bethesda, MD: AOTA Press.

Girdler, S. J., Boldy, D. P., Dhaliwal, S. S., Crowley, M. & Packer, T. L. (2010). Vision self management for older adults: A randomized controlled trial. *British Journal of Ophthalmology, 94,* 223–228.

Girdler, S., Packer, T. L. & Boldy, D. (2008). The impact of age-related vision loss: A focus group study. *OTJR: Occupation, Participation and Health, 28,* 110–120. http://dx.doi.org/10.3928/15394492-20080601-05

Golisz, K. (2009). *Occupational therapy practice guidelines for adults with traumatic brain injury.* Bethesda, MD: AOTA Press.

Goodrich, G. L. & Kirby, J. (2001). A comparison of patient reading performance and preference: Optical devices, handheld CCTV (Innoventions Magni-Cam), or stand-mounted CCTV (Optelec Clearview or TSI Genie). *Optometry, 72,* 519–528.

Goodrich, G., Kirby, J., Wagstaff, P., Oros, T. & McDevitt, B. (2004). A comparative study of reading performance with a head-mounted laser display and conventional low vision devices. *Journal of Visual Impairment and Blindness, 98,* 148–159.

Goodrich, G., Kirby, J., Wood, J. & Peters, L. (2006). The Reading Behavior Inventory: An outcome assessment tool. *Journal of Visual Impairment and Blindness, 100,* 164–168.

Hassell, J. B., Lamoureux, E. L. & Keeffe, J. E. (2006). Impact of age related macular degeneration on quality of life. *British Journal of Ophthalmology, 90,* 593–596. http://dx.doi.org/10.1136/bjo.2005.086595

Haymes, S. A., Johnston, A. W. & Heyes, A. D. (2001). The development of the Melbourne Low-Vision ADL Index: A measure of vision disability. *Investigative Ophthalmology and Visual Science, 42,* 1215–1225.

Haymes, S. A. & Lee, J. (2006). Effects of task lighting on visual function in age-related macular degeneration.

Ophthalmic and Physiological Optics, 26, 169-179. http://dx.doi.org/10.1111/j.1475-1313.2006.00367.x

Hinds, A., Sinclair, A., Park, J., Suttie, A., Paterson, H. & Macdonald, M. (2003). Impact of an interdisciplinary low vision service on the quality of life of low vision patients. *British Journal of Ophthalmology, 87,* 1391-1396. http://dx.doi.org/10.1136/bjo.87.11.1391

Holm, M. B. (2000). Our mandate for the new millennium: Evidence-based practice (Eleanor Clarke Slagle lecture). *American Journal of Occupational Therapy, 54,* 575-585. http://dx.doi.org/10.5014/ajot.54.6.575

Horowitz, A., Brennan, M., Reinhardt, J. P. & Macmillan, T. (2006). The impact of assistive device use on disability and depression among older adults with age-related vision impairments. *Journals of Gerontology, Series B: Psychological Sciences and Social Sciences, 61,* 274-280.

Horowitz, A. & Reinhardt, J. P. (2000). Mental health issues in vision impairment: Research in depression, disability, and rehabilitation. In B. Silverstone, M. A. Long, B. P. Rosenthal & E. F. Faye (Eds.), *The Lighthouse handbook of vision impairment and vision rehabilitation* (pp. 1089-1109). New York: Oxford University Press.

Horowitz, A., Teresi, J. & Cassels, L. A. (1991). Development of a vision screening questionnaire for older people. *Journal of Gerontological Social Work, 17,* 37-56. http://dx.doi.org/10.1300/J083v17n03_04

Humphry, R. C. & Thompson, G. M. (1986). Low vision aids—Evaluation in a general eye department. *Transactions of the Ophthalmological Society of the United Kingdom, 105,* 296-303.

Illuminating Engineering Society of North America. (2007). *Lighting and the visual environment for senior living.* New York: Author.

Itzkovish, M., Elazar, B. & Averbuch, S. (1990). *Loewenstein Occupational Therapy Cognitive Assessment (LOTCA) manual.* Pequannock, NJ: Maddak.

Ivers, R. Q., Cumming, R. G., Mitchell, P., Simpson, J. M. & Peduto, A. J. (2003). Visual risk factors for hip fracture in older people. *Journal of the American Geriatrics Society, 51,* 356-363. http://dx.doi.org/10.1046/j.1532-5415.2003.51109.x

Jaws for Windows: Screen Reading Software (Version 5.0) [Computer software]. St. Petersburg, FL: Freedom Scientific.

Justiss, M. D. (2013). Occupational therapy interventions to promote driving and community mobility for older adults with low vision: A systematic review (Suppl. Table 1). *American Journal of Occupational Therapy, 67,* 296-307. http://dx.doi.org/10.5014/ajot.005660

Jutai, J. W., Strong, G. & Russell-Minda, E. (2009). Effectiveness of assistive technologies for low vision rehabilitation: A systematic review. *Journal of Visual Impairment and Blindness, 103,* 210-222.

Kabanarou, S. A. & Rubin, G. S. (2006). Reading with central scotomas: Is there a binocular gain. *Optometry and Vision Science, 83,* 789-796. http://dx.doi.org/10.1097/01.opx.0000238642.65218.64

Katzman, R., Brown, T., Fuld, P., Peck, A., Schechter, R. & Schimmel, H. (1983). Validation of a short Orientation-Memory-Concentration Test of cognitive impairment. *American Journal of Psychiatry, 140,* 734-739.

Keeffe, J. E., Lam, D., Cheung, A., Dinh, T. & McCarty, C. A. (1998). Impact of vision impairment on functioning. *Australian and New Zealand Journal of Ophthalmology, 26*(Suppl. 1), 16-18. http://dx.doi.org/10.1111/j.1442-9071.1998.tb01360.x

Kern, T. & Miller, N. (1997). Occupational therapy and collaborative interventions for adults with low vision. In M. Gentile (Ed.), *Functional visual behavior: A therapist's guide to evaluation and treatment options* (pp. 493-535). Bethesda, MD: American Occupational Therapy Association.

Kulp, M. T. & Schmidt, P. P. (1997). Reliability of the NYSOA King-Devick saccadic eye movement test in kindergartners and first graders. *Journal of the American Optometric Association, 68,* 589-594.

Laderman, D. J., Szlyk, J. P., Kelsch, R. & Seiple, W. (2000). A curriculum for training patients with peripheral visual field loss to use bioptic amorphic lenses. *Journal of Rehabilitation Research and Development, 37,* 607-619.

La Grow, S. (2004). The effectiveness of comprehensive low vision services for older persons with visual impairments in New Zealand. *Journal of Visual Impairment and Blindness, 98,* 679-692.

Lamoureux, E. L., Hassell, J. B. & Keeffe, J. E. (2004). The impact of diabetic retinopathy on participation in daily living. *Archives of Ophthalmology, 122,* 84-88. http://dx.doi.org/10.1001/archopht.122.1.84

Lamoureux, E. L., Pallant, J. F., Pesudovs, K., Rees, G., Hassell, J. B. & Keeffe, J. E. (2007). The effectiveness of low-vision rehabilitation on participation in daily living and quality of life. *Investigative Ophthalmology and Visual Science, 48,* 1476-1482. http://dx.doi.org/10.1167/iovs.06-0610

Law, M., Baptiste, S., Carswell, A., McColl, M., Polatajko, H. & Pollock, N. (2004). *COPM: Questions and answers.* Retrieved from https://www.caot.ca/copm/questions.html#15

Law, M., Baptiste, S., Carswell, A., McColl, M., Polatajko, H. & Pollock, N. (2005). *Canadian Occupational Performance Measure manual* (4th ed.). Ottawa, Ontario: CAOT Publications.

Law, M., Baptiste, S., McColl, M. A., Opzoomer, A., Polatajko, H. & Pollock, N. (1990). The Canadian Occupational Performance Measure: An outcome measure for occupational therapy. *Canadian Journal of Occupational Therapy, 57,* 82-87.

Law, M. & Baum, C. (1998). Evidence-based occupational therapy. *Canadian Journal of Occupational Therapy, 65,* 131-135.

Lee, H. K. M. & Scudds, R. J. (2003). Comparison of balance in older people with and without visual impairment. *Age and Ageing, 32,* 643–649. http://dx.doi.org/10.1093/ageing/afg110

Lieberman, D. & Scheer, J. (2002). AOTA's evidence-based literature review project: An overview. *American Journal of Occupational Therapy, 56,* 344–349. http://dx.doi.org/10.5014/ajot.56.3.344

Lighthouse International. (1996). *Functional Vision Screening Questionnaire.* Retrieved November 3, 2011, from www.aoa.org/documents/POALighthouse-International-Functional-Vision-Screening-Questionnaire.pdf

Liu, C.-J., Brost, M. A., Horton, V. E., Kenyon, S. B. & Mears, K. E. (2013). Occupational therapy interventions to improve performance of daily activities at home for older adults with low vision: A systematic review (Suppl. Table 1). *American Journal of Occupational Therapy, 67,* 279–287. http://dx.doi.org/10.5014/ajot.005512

List of Impairments, 20 C.F.R. Ch. III, Pt. 404, Subpt. P, App. 1. (2006).

Lord, S. R. (2006). Visual risk factors for falls in older people. *Age and Ageing, 35*(Suppl. 2), ii42–ii45. http://dx.doi.org/10.1093/ageing/afl085

Lord, S. R. & Dayhew, J. (2001). Visual risk factors for falls in older people. *Journal of the American Geriatrics Society, 49,* 508–515. http://dx.doi.org/10.1046/j.1532-5415.2001.49107.x

Mahoney, F. I. & Barthel, D. W. (1965). Functional evaluation: The Barthel Index. *Maryland State Medical Journal, 14,* 61–65.

Mangione, C. M., Gutierrez, P. R., Lowe, G., Orav, E. J. & Seddon, J. M. (1999). Influence of agerelated maculopathy on visual functioning and health-related quality of life. *American Journal of Ophthalmology, 128*(1), 45–53.

Mangione, C. M., Lee, P. P., Gutierrez, P. R., Spritzer, K., Berry, S. & Hays, R. D.; National Eye Institute Visual Function Questionnaire Field Test Investigators. (2001). Development of the 25-item National Eye Institute Visual Function Questionnaire. *Archives of Ophthalmology, 119,* 1050–1058.

Mann, W. C., Goodall, S., Justiss, M. D. & Tomita, M. (2002). Dissatisfaction and nonuse of assistive devices among frail elders. *Assistive Technology, 14,* 130–139. http://dx.doi.org/10.1080/10400435.2002.10132062

Mansfield, J. S., Legge, G. E., Luebker, A. & Cunningham, K. (1994). *MNRead Acuity Charts: Continuous-text reading-acuity charts for normal and low vision.* Long Island City, NY: Lighthouse Low Vision Products.

Maples, W. C., Atchley, J. & Ficklin, T. (1992). Northeastern State University College of Optometry's oculomotor norms. *Journal of Behavioral Optometry, 3,* 143–150.

Margrain, T. H. (2000). Helping blind and partially sighted people to read: The effectiveness of low vision aids. *British Journal of Ophthalmology, 84,* 919–921. http://dx.doi.org/10.1136/bjo.84.8.919

Markowitz, S. N., Kent, C. K., Schuchard, R. A. & Fletcher, D. C. (2008). Ability to read medication labels improved by participation in a low vision rehabilitation program. *Journal of Visual Impairment and Blindness, 102,* 774–777.

McCabe, P., Nason, F., Demers Turco, P., Friedman, D. & Seddon, J. M. (2000). Evaluating the effectiveness of a vision rehabilitation intervention using an objective and subjective measure of functional performance. *Ophthalmic Epidemiology, 7,* 259–270. http://dx.doi.org/10.1076/opep.7.4.259.4173

McColl, M. A., Carswell, A., Law, M., Pollock, N., Baptiste, S. & Polatajko, H. (2006). *Research on the Canadian Occupational Performance Measure: An annotated resource.* Ottawa, Ontario: CAOT Publications.

McIlwaine, G. G., Bell, J. A. & Dutton, G. N. (1991). Low vision aids—Is our service cost effective? *Eye, 5,* 607–611. http://dx.doi.org/10.1038/eye.1991.105

Minkel, J. L. (1996). Assistive technology and outcome measurement: Where do we begin? *Technology and Disability, 5,* 285–288. http://dx.doi.org/10.1016/S1055-4181(96)00175-6

Moyers, P. & Dale, L. (2007). *The guide to occupational therapy practice* (2nd ed.). Bethesda, MD: AOTA Press.

Nasreddine, Z. (2011). *Montreal Cognitive Assessment.* Retrieved November 4, 2011, from www.mocatest.org

National Eye Institute. (2009a). *Facts about agerelated macular degeneration.* Retrieved September 2, 2011, from www.nei.nih.gov/health/maculardegen/armd_facts.asp

National Eye Institute. (2009b). *Facts about cataract.* Retrieved September 2, 2011, from www.nei.nih.gov/health/cataract/cataract_facts.asp

National Eye Institute. (2009c). *Facts about diabetic retinopathy.* Retrieved September 2, 2011, from www.nei.nih.gov/health/diabetic/retinopathy.asp

National Eye Institute. (2011). *Glaucoma.* Retrieved October 22, 2012, from http://report.nih.gov/NIHfactsheets/ViewFactSheet.aspx?csid=92&key=G#G

National Eye Institute. (n.d.). *What you should know about low vision.* Retrieved October 28, 2012, from www.nei.nih.gov/health/lowvision/LowVisPatBro2.pdf

Nguyen, N. X., Weismann, M. & Trauzettel-Klosinski, S. (2009). Improvement of reading speed after providing of low vision aids in patients with age-related macular degeneration. *Acta Ophthalmologica, 87,* 849–853. http://dx.doi.org/10.1111/j.1755-3768.2008.01423.x

Nilsson, U. (1990). Visual rehabilitation with and without educational training in the use of optical aids and residual vision: A prospective study of patients with advanced age-related macular degeneration. *Clinical Vision Sciences, 6,* 3–10.

Noell-Waggoner, E. (2004). Lighting solutions for contemporary problems of older adults. *Psychosocial Nursing and Mental Health Services, 42,* 14–20.

Owsley, C., McGwin, G., Jr., Lee, P. P., Wasserman, N. & Searcey, K. (2009). Characteristics of low-vision rehabilitation services in the United States. *Archives of Oph-*

thalmology, 127, 681–689. http://dx.doi.org/10.1001/archophthalmol.2009.55

Owsley, C., McGwin, G., Jr., Phillips, J. M., McNeal, S. F. & Stalvey, B. T. (2004). Impact of an educational program on the safety of highrisk, visually impaired, older drivers. *American Journal of Preventive Medicine, 26,* 222–229. http://dx.doi.org/10.1016/j.amepre.2003.12.005

Packer, T. L., Girdler, S., Boldy, D. P., Dhaliwal, S. S. & Crowley, M. (2009). Vision selfmanagement for older adults: A pilot study. *Disability and Rehabilitation, 31,* 1353–1361. http://dx.doi.org/10.1080/09638280802572999

Pankow, L., Luchins, D., Studebaker, J. & Chettleburgh, D. (2004). Evaluation of a vision rehabilitation program for older adults with visual impairment. *Topics in Geriatric Rehabilitation, 20,* 223–235.

Patel, P. J., Chen, F. K., Da Cruz, L., Rubin, G. S. & Tufail, A. (2011). Test-retest variability of reading performance metrics using MNRead in patients with age-related macular degeneration. *Investigative Ophthalmology and Visual Science, 52,* 3854–3859. http://dx.doi.org/10.1167/iovs.10-6601

Perlmutter, M. (n.d.). *Home Environment Lighting Assessment* (3rd ed.). Unpublished instrument.

Perlmutter, M. S., Bhorade, A., Gordon, M., Hollingsworth, H. H. & Baum, M. C. (2010). Cognitive, visual, auditory, and emotional factors that affect participation in older adults. *American Journal of Occupational Therapy, 64,* 570–579. http://dx.doi.org/10.5014/ajot.2010.09089

Peterson, R. C., Wolffsohn, J. S., Rubinstein, M. & Lowe, J. (2003). Benefits of electronic vision enhancement systems (EVES) for the visually impaired. *American Journal of Ophthalmology, 136,* 1129–1135. http://dx.doi.org/10.1016/S0002-9394(03)00567-1

Phillips, B. & Zhao, H. (1993). Predictors of assistive technology abandonment. *Assistive Technology, 5,* 36–45. http://dx.doi.org/10.1080/10400435.1993.10132205

Pizzimenti, J. J. & Roberts, E. (2005, July). The low vision rehabilitation service: Part two. Putting the program into practice. *Internet Journal of Allied Health Science and Practice, 3*(3). Retrieved November 16, 2011, from http://ijahsp.nova.edu/articles/vol3num3/Pizzimenti_Roberts.htm

Podsiadlo, D. & Richardson, S. (1991). The Timed „Up & Go": A test of basic functional mobility for frail elderly persons. *Journal of the American Geriatrics Society, 39,* 142–148.

Quintana, L. (2008). Assessing abilities and capacities: Vision, visual perception, and praxis. In M. Radomski & C. Trombly Latham (Eds.), *Occupational therapy for physical dysfunction* (6th ed., pp. 234–259). Philadelphia: Lippincott Williams & Wilkins.

Radloff, L. S. (1977). The CES-D scale: A selfreport depression scale for research in the general population. *Applied Psychological Measurement, 1,* 385–401. http://dx.doi.org/10.1177/014662167700100306

Ramrattan, R. S., Wolfs, R. C., Panda-Jonas, S., Jonas, J. B., Bakker, D., Pols, H. A.,... de Jong, P. T. (2001). Prevalence and causes of visual field loss in the elderly and associations with impairment in daily functioning: The Rotterdam Study. *Archives of Ophthalmology, 119,* 1788–1794.

Reeves, B. C., Harper, R. A. & Russell, W. B. (2004). Enhanced low vision rehabilitation for people with age related macular degeneration: A randomised controlled trial. *British Journal of Ophthalmology, 88,* 1443–1449. http://dx.doi.org/10.1136/bjo.2003.037457

Rein, D. B., Wittenborn, J. S., Zhang, X., Honeycutt, A. A., Lesesne, S. B. & Saaddine, J.; Vision Health Cost-Effectiveness Study Group. (2009). Forecasting age-related macular degeneration through the year 2050: The potential impact of new treatments. *Archives of Ophthalmology, 127,* 533–540. http://dx.doi.org/10.1001/archophthalmol.2009.58

Riemer-Reiss, M. L. & Wacker, R. R. (2000). Factors associated with assistive technology discontinuance among individuals with disabilities. *Journal of Rehabilitation, 66,* 44–50.

Rovner, B. W. & Casten, R. J. (2008). Preventing late-life depression in age-related macular degeneration. *American Journal of Geriatric Psychiatry, 16,* 454–459. http://dx.doi.org/10.1097/JGP.0b013e31816b7342

Rovner, B. W., Casten, R. J. & Tasman, W. S. (2002). Effect of depression on vision function in age-related macular degeneration. *Archives of Ophthalmology, 120,* 1041–1044. http://dx.doi.org/10.1001/archopht.120.8.1041

Rubin, G. S., Roche, K. B., Prasada-Rao, P. & Fried, L. P. (1994). Visual impairment and disability in older adults. *Optometry and Vision Science, 71,* 750–760. http://dx.doi.org/10.1097/00006324-199412000-00005

Russell-Minda, E., Jutai, J. W., Strong, G., Campbell, K. A., Gold, D., Pretty, L. & Wilmot, L. (2007). The legibility of typefaces for readers with low vision: A research review. *Journal of Visual Impairment and Blindness, 101,* 402–415.

Rustad, R. A., DeGroot, T. L., Jungkunz, M. L., Freeberg, K. S., Borowick, L. G. & Wanttie, A. M. (1993). *The Cognitive Assessment of Minnesota.* Tucson, AZ: Therapy Skill Builders.

Saaddine, J. B., Honeycutt, A. A., Narayan, K. M., Zhang, X., Klein, R. & Boyle, J. P. (2008). Projection of diabetic retinopathy and other major eye diseases among people with diabetes mellitus: United States, 2005–2050. *Archives of Ophthalmology, 126,* 1740–1747. http://dx.doi.org/10.1001/archopht.126.12.1740

Sabari, J. (2008). *Occupational therapy practice guidelines for adults with stroke.* Bethesda, MD: AOTA Press.

Sackett, D. L., Rosenberg, W. M., Muir Gray, J. A., Haynes, R. B. & Richardson, W. S. (1996). Evidence-based medicine: What it is and what it isn't. *British Medical Journal, 312,* 71–72. http://dx.doi.org/10.1136/bmj.312.7023.71

Sanford, L. (1997). Guidelines for designing lighting for the elderly. *Lighting Management and Maintenance, 25*(6), 14–15, 28–29.

Scanlan, J. M. & Cuddeford, J. E. (2004). Low vision rehabilitation: A comparison of traditional and extended teaching programs. *Journal of Visual Impairment and Blindness, 98,* 601–611.

Scheiman, M. (2002). *Understanding and managing vision deficits: A guide for occupational therapists* (2nd ed.). Thorofare, NJ: Slack.

Scheiman, M., Scheiman, M. & Whittaker, S. (2007). *Low vision rehabilitation: A practical guide for occupational therapists.* Thorofare, NJ: Slack.

Schuchard, R. A. (2005). Preferred retinal loci and macular scotoma characteristics in patients with age-related macular degeneration. *Canadian Journal of Ophthalmology, 40,* 303–312.

Scott, I. U., Schein, O. D., Feuer, W. J., Folstein, M. F. & Bandeen-Roche, K. (2001). Emotional distress in patients with retinal disease. *American Journal of Ophthalmology, 131*(5), 584–589.

Shuttleworth, G. N., Dunlop, A., Collins, J. K. & James, C. R. H. (1995). How effective is an integrated approach to low vision rehabilitation? Two year follow up results from south Devon. *British Journal of Ophthalmology, 79,* 719–723. http://dx.doi.org/10.1136/bjo.79.8.719

Skelton, D. A. (2001). Effects of physical activity on postural stability. *Age and Ageing, 30*(Suppl. 4), 33–39. http://dx.doi.org/10.1093/ageing/30.suppl_4.33

Slakter, J. S. & Stur, M. (2005). Quality of life in patients with age-related macular degeneration: Impact of the condition and benefits of treatment. *Survey of Ophthalmology, 50,* 263–273. http://dx.doi.org/10.1016/j.survophthal.2005.02.007

Smallfield, S., Schaefer, K. & Myers, A. (2013). Occupational therapy interventions to improve the reading ability of older adults with low vision: A systematic review (Suppl. Table 1). *American Journal of Occupational Therapy, 67,* 288–295. http://dx.doi.org/10.5014/ajot.004929

Smith, H. J., Dickinson, C. M., Cacho, I., Reeves, B. C. & Harper, R. A. (2005). A randomized controlled trial to determine the effectiveness of prism spectacles for patients with age-related macular degeneration. *Archives of Ophthalmology, 123,* 1042–1050. http://dx.doi.org/10.1001/archopht.123.8.1042

Sokol-McKay, D., Buskirk, K. & Whittaker, P. (2003). Adaptive low-vision and blindness techniques for blood glucose monitoring. *Diabetes Educator, 29,* 614–618, 620, 622. http://dx.do.org/10.1177/014572170302900408

Sokol-McKay, D. A. & Michels, D. (2005, May 23). Facing the challenge of macular degeneration: Therapeutic interventions for low vision. *OT Practice, 10,* 10–15.

Spitzer, R. L., Kroenke, K. & Williams, J. B. (1999). Validation and utility of a self-report version of PRIME-MD: The PHQ primary care study. Primary care evaluation of mental disorders. Patient Health Questionnaire. *JAMA, 282,* 1737–1744. http://dx.doi.org/10.1001/jama.282.18.1737

Stalvey, B. T. & Owsley, C. (2003). The development and efficacy of a theory-based educational curriculum to promote self-regulation among high-risk older drivers. *Health Promotion Practice, 4,* 109–119.

Stav, W. B., Hunt, L. A. & Arbesman, M. (2006). *Occupational therapy practice guidelines for driving and community mobility for older adults.* Bethesda, MD: AOTA Press.

Stelmack, J. A., Moran, D., Dean, D. & Massof, R. W. (2007). Short- and long-term effects of an intensive inpatient vision rehabilitation program. *Archives of Physical Medicine and Rehabilitation, 88,* 691–695. http://dx.doi.org/10.1016/j.apmr.2007.03.025

Stelmack, J., Reda, D., Ahlers, S., Bainbridge, L. & McCray, J. (1991). Reading performance of geriatric patients post exudative maculopathy. *Journal of the American Optometric Association, 62,* 53–57.

Stelmack, J. A., Tang, X. C., Reda, D. J., Rinne, S., Mancil, R. M. & Massof, R. W.; LOVIT Study Group. (2008). Outcomes of the Veterans Affairs Low Vision Intervention Trial (LOVIT). *Archives of Ophthalmology, 126,* 608–617. http://dx.doi.org/10.1001/archopht.126.5.608

Stevens-Ratchford, R. & Krause, A. (2004). Visually impaired older adults and home-based leisure activities: The effects of person–environment congruence. *Journal of Visual Impairment and Blindness, 98,* 14–27.

Studebaker, J. & Pankow, L. (2004). History and evolution of vision rehabilitation: Parallels with rehabilitation medicine, geriatric medicine, and psychiatry. *Topics in Geriatric Rehabilitation, 20,* 142–153.

Stuen, C. & Faye, E. (2003). Vision loss: Normal and not normal changes among older adults. *Generations, 27,* 8–14.

Subramanian, A. & Pardhan, S. (2006). The repeatability of MNRead acuity charts and variability at different test distances. *Optometry and Vision Science, 83,* 572–576. http://dx.doi.org/10.1097/01.opx.0000232225.00311.53

Szlyk, J. P., Seiple, W., Laderman, D. J., Kelsch, R., Ho, K. & McMahon, T. (1998). Use of bioptic amorphic lenses to expand the visual field in patients with peripheral loss. *Optometry and Vision Science, 75,* 518–524. http://dx.doi.org/10.1097/00006324-199807000-00021

Szlyk, J. P., Seiple, W., Laderman, D. J., Kelsch, R., Stelmack, J. & McMahon, T. (2000). Measuring the effectiveness of bioptic telescopes for persons with central vision loss. *Journal of Rehabilitation Research and Development, 37,* 101–108.

Szlyk, J. P., Seiple, W., Stelmack, J. & McMahon, T. (2005). Use of prisms for navigation and driving in hemianopic patients. *Ophthalmic and Physiological Optics, 25,* 128–135. http://dx.doi.org/10.1111/j.1475-1313.2004.00265.x

Taylor, H. R. (2002). Eye care for the community. *Clinical and Experimental Ophthalmology, 30,* 151–154. http://dx.doi.org/10.1046/j.1442-9071.2002.00525.x

Teitelman, J. & Copolillo, A. (2005). Psychosocial issues in older adults' adjustment to vision loss: Findings from qualitative interviews and focus groups. *American Journal of Occupational Therapy, 59,* 409–417.

Tinetti, M.E. (1986). Performance-oriented assessment of mobility problems in elderly patients. *Journal of the American Geriatrics Society, 34,* 119–126.

Trombly, C.A. (1995). Occupation: Purposefulness and meaningfulness as therapeutic mechanisms. *American Journal of Occupational Therapy, 49,* 960–972.

Uniform Data System for Medical Rehabilitation. (1997). *Guide for the Uniform Data Set for Medical Rehabilitation (including the FIMTM instrument), Version 5.1.* Buffalo: State University of New York at Buffalo.

U.S. Preventive Services Task Force. (2008). *Grade definitions.* Retrieved December 16, 2011, from www.uspreventiveservicestaskforce.org/uspstf/grades.htm

Vukicevic, M. & Fitzmaurice, K. (2005). Rehabilitation strategies used to ameliorate the impact of centre field loss. *Visual Impairment Research, 7,* 79–84. http://dx.doi.org/10.1080/133882350500377762

Vukicevic, M. & Fitzmaurice, K. (2009). Eccentric viewing training in the home environment: Can it improve the performance of activities of daily living? *Journal of Visual Impairment and Blindness, 103,* 277–290.

Waern, M., Rubenowitz, E., Runeson, B., Skoog, I., Wilhelmson, K. & Allebeck, P. (2002). Burden of illness and suicide in elderly people: Case-control study. *British Medical Journal, 324,* 1355–1358. http://dx.doi.org/10.1136/bmj.324.7350.1355

Wang, J.J., Mitchell, P., Simpson, J.M., Cumming, R.G. & Smith, W. (2001). Visual impairment, age-related cataract, and mortality. *Archives of Ophthalmology, 119,* 1186–1190.

Warren, M. (1993a). A hierarchical model for evaluation and treatment of visual perceptual dysfunction in adult acquired brain injury, Part 1. *American Journal of Occupational Therapy, 47,* 42–54. http://dx.doi.org/10.5014/ajot.47.1.42

Warren, M. (1993b). A hierarchical model for evaluation and treatment of visual perceptual dysfunction in adult acquired brain injury, Part 2. *American Journal of Occupational Therapy, 47,* 55–66. http://dx.doi.org/10.5014/ajot.47.1.55

Warren, M. (1998). *Brain Injury Visual Assessment Battery for Adults.* Lenexa, KS: visABILITIES Rehab Services.

Warren, M. (2006). Evaluation and treatment of visual deficits following brain injury. In H. Pendleton & W. Schultz-Krohn (Eds.), *Pedretti's occupational therapy: Practice skills for physical dysfunction* (6th ed., pp. 532–572). St. Louis, MO: Mosby/Elsevier.

Warren, M. & Lampert, J. (1994). Considerations in addressing the daily living needs in older persons with low vision. *Low Vision and Visual Rehabilitation, 7,* 187–195.

Watson, G., Baldasare, J. & Whittaker, S. (1990). Validity and clinical uses of the Pepper Visual Skills for Reading Test. *Journal of Visual Impairment and Blindness, 84,* 119–123.

Watson, G.R., Ramsey, V., De l'Aune, W. & Elk, A. (2004). Ergonomic enhancement for older readers with low vision. *Journal of Visual Impairment and Blindness, 98,* 228–240.

Watson, G.R., Whittaker, S. & Steciw, M. (1995). *The Pepper Visual Skills for Reading Test* (2nd ed.). Lilburn, GA: Bear Consultants.

Watson, G.R., Wright, V. & Long, S.L. (1996). *Morgan Low Vision Reading Comprehension Assessment (LUV Reading Series).* Lilburn, GA: Bear Consultants.

Watson, G.R., Wright, V., Long, S. & De l'Aune, W. (1996). A low vision reading comprehension test. *Journal of Vision Impairment and Blindness, 90,* 486–494.

Watson, G.R., Wright, V., Wyse, E. & De l'Aune, W. (2004). A writing assessment for persons with age-related vision loss. *Journal of Visual Impairment and Blindness, 3,* 160–167.

Weisser-Pike, O. & Kaldenberg, J. (2010). Occupational therapy approaches to facilitate productive aging for individuals with low vision. *OT Practice, 15*(3), CE1–CE8.

West, S.K., Rubin, G.S., Broman, A.T., Munoz, B., Bandeen-Roche, K. & Turano, K. (2002). How does visual impairment affect performance on tasks of everyday life? The SEE Project. *Archives of Ophthalmology, 120,* 774–780. http://dx.doi.org/10.1001/archopht.120.6.774

Whittle, H. & Goldenberg, D. (1996). Functional health status and instrumental activities of daily living performance in noninstitutionalized elderly people. *Journal of Advanced Nursing, 23,* 220–227.

Williams, R.A., Brody, B.L., Thomas, R.G., Kaplan, R.M. & Brown, S.I. (1998). The psychosocial impact of macular degeneration. *Archives of Ophthalmology, 116*(4), 514–520.

Wolffsohn, J.S. & Cochrane, A.L. (2000). Design of the Low Vision Quality-of-Life Questionnaire (LVQOL) and measuring the outcome of low-vision rehabilitation. *American Journal of Ophthalmology, 130,* 793–802. http://dx.doi.org/10.1016/S0002-9394(00)00610-3

Wolffsohn, J.S., Dinardo, C. & Vingrys, A.J. (2002). Benefit of coloured lenses for agerelated macular degeneration. *Ophthalmic and Physiological Optics, 22,* 300–311. http://dx.doi.org/10.1046/j.1475-1313.2002.00036.x

Wolter, M. & Preda, S. (2006). Visual deficits following stroke: Maximizing participation in rehabilitation. *Topics in Stroke Rehabilitation, 13,* 12–21. http://dx.doi.org/10.1310/3JRY-B168-5N49-XQWA

Womack, J.L. (2012, February 20). Continuing life on the move: Aging and community mobility. *OT Practice, 17*(3), CE1–CE8.

World Health Organization. (1999). *International classification of diseases, 9th revision, clinical modification [ICD-9-CM].* Geneva: Author.

World Health Organization. (2001). *International classification of functioning, disability and health.* Geneva: Author.

Yesavage, J.A., Brink, T.L., Rose, T.L., Lum, O., Huang, V., Adey, M. & Leirer, V.O. (1982–1983). Development and validation of a geriatric depression screening scale: A preliminary report. *Journal of Psychiatric Research, 17,* 37–49. http://dx.doi.org/10.1016/0022-3956(82)90033-4

Zoltan, B. (2007). *Vision, perception, and cognition: A manual for the evaluation and treatment of the adult with acquired brain injury* (4th ed.). Thorofare, NJ: Slack.

ZoomText Magnifier/Reader (version 10) [Computer software]. Manchester Center, VT: Ai Squared.

Sachwortverzeichnis

A
ADLs 15
Akkommodation 18
Aktivitäten, alltägliche 14
Aktivitäten des täglichen Lebens (ADL) 27, 61
- Assessments 27
- Beleuchtung 43
- Performanzverbesserung 69

Aktivitätsanforderung 33, 35
Alltagsaktivität
- Analyse und Anpassung 55
- Problemlösen 48
- Techniken, kompensatorische 42
- Teilhabe 16, 18
- Training 50

Alterungsprozess, normaler 18
American Occupational Therapy Association (AOTA) 13
AOTA
- Autofahren und Mobilität, Leitlinie 45
- EBP-Projekte 68
- Evidenzstandards 68
- Framework 10

AOTA-Praxisrichtlinien 9
Arbeit 15
Arbeitsbeleuchtung 43
Arbeitsplatzanpassung, ergonomische 40
Arbeitsplatzberatung 55
Arm-in-Arm-Dienstleitung 45
Assessment-Instrumente 31
- Lebensqualität 34
- Leseperformanz 54

Assessment of Functional Vision Performance Profile 28
Assessments
- Aktivitäten des täglichen Lebens (ADL) 27
- Auswahl, sorgfältige 34
- Betätigungsbereiche, Evaluation 27
- Daten, Interpretation 27
- ergotherapeutische, Verordnung 21
- Leitlinien, Lektüre 18
- Lesen und Schreiben 29
- Sehbeeinträchtigung, Rehabilitation 23
- standardisierte 23, 25

Aufmerksamkeit, visuelle 30
Augenarzt
- Überweisung 21
- Verordnung, Geräte, optische 41

Augenbewegung, Steuerung 31
Augenerkrankung, altersbedingte 18
Augeninnendruck, abnormer 19
Ausbildung 58
- ergotherapeutische 63
- Intervention, ergotherapeutische, Empfehlungen 59
- Unterrichtspläne 59

Autofahren 45, 46
- BiOptics 45

Autofahrrehabilitationsprogramme 46

B
BADLs 15
Beförderung 45
Beförderungssysteme, alternative 58
Begleitungstechniken 46
- Vorgehensweise 46

Behandlung
- bestmögliche 21
- Gesundheitsprobleme, multiple 17
- klientenzentrierte ergotherapeutische, Prozess 16
- Makuladegeneration, altersbedingte (AMD) 19
- Plan, effektivster 36
- Planung, evidenzbasierte 60

Behindertentransport 45
Beleuchtung 32
- effektive 58
- Studien 43

Beleuchtungsniveau, Empfehlungen 58
Beleuchtungsstrategie 43
Betätigung 15
Betätigungsanalyse 23
- Schritte 26

Betätigungsbereiche 27
- Assessments 27

Betätigungsgerechtigkeit 56
Betätigung, Sicht, ganzheitliche 14
Betätigungsperformanz 16

– Analyse 28
– COPM 28
– Ergebnismessinstrumente 53
– Ergebnisüberwachung 53
– Sehverlust, Studien 57
– Umwelt- und Kontextfaktoren 31
Betätigungsprofil 26
– Erstellung 26
– Makuladegeneration, altersbedingte 26
Bildauflösung, im Alter 43
Bildschirmlesegerät 41, 50
Bildung 15
Bildungsprogramme 63
– Ergotherapie-Assistent 64
Blinder Fleck 50
Blindheit, gesetzliche 17
Bottom-Up-Evaluation 27
Brain Injury Visual Assessment Battery for Adults (biVABA) 30

C
Canadian Occupational Performance Measure (COPM)
– Ergebnisse 28
Cognitive Assessment of Minnesota 31
Collins Low Vision Writing Assessment 28
COPM 28
Critically Appraised Topic (CAT) 71

D
Depression
– Forschung 60
– Problemlösestrategie 57
Depressionsscreening, Instrumente 29
Diabetes mellitus, Netzhaut 20
Dienstleistung
– ergotherapeutische, Organisationen und Populationen 55
– Zugangsbarrieren 32

E
EBP-Leitlinie zu Ergotherapie 68
EBP-Projekte 68
Effektivität, Nachweis, wissenschaftlicher 68
Effizienz, visuelle 30
Emotionsregulation 29
Engwinkelglaukom 19
Entlassplanung 55
Entlassungsbericht 54, 55
– Dokumentation 53
Ergebnisassessment 54
Ergebnisforschung, ergotherapeutische, Evidenzlevel 68
Ergebnismessinstrumente 53
Ergebnismessung 54, 55
Ergotherapeut
– Ausbildung, Ko-Morbidität 58
– Vorbereitung und Qualifikation 63

Ergotherapie
– betätigungsorientierte 9
– evidenzbasierte, Foschungsnachweise 68
– Gegenstandsbereich 14
– Interventionen, Fallstudie 50, 51
– Kostenerstattung 23
– Sehbeeinträchtigung, Leitlinie 13
– Verordnung, zeitweilige 22
– wiederholte 55
Ergotherapie-Assistent 63
Ersatzstrategie, sensorische 42
Evaluation, ergotherapeutische 23
Evaluationsprozess
– Beteiligung, aktive 27
– Dokumentation 27
– Entlassplanung 55
Evidenz, Forschung, ergotherapeutische, Auswirkungen 59
Evidenzlevel 59, 61
– Review, Artikelanzahl 71
– Studien 69
Evidenzstandards 68
Evidenzstärke, Studien 70

F
Fahrerlaubnis 45
Fahrrehabilitation 45
Farbsehen 42, 44
Fertigkeiten
– erlernen und wiederherstellen 35
– kognitive, soziale und sensorische 27
Forschung, ergotherapeutische, Evidenz 59
Forschungskompetenz, Anwendung im Alltag 59
Forschungspartnerschaft 59
Fragebogen
– Alltagsaufgaben 47
– Zufriedenheit 53
– zur Überprüfung des Sehvermögens im Alltag 21
Freizeit 15
Fresnel-Prismen 46
Funktionsfähigkeit, visuelle, Assessments 30

G
Gedächtnis, visuelles 30
Gegenstandsbereich, ergotherapeutischer 15
– Aspekte 15
Gemeindeprogramme 55
Gesamtevaluation 31
Gesetzlich blind 17
Gesichtsfeld
– Beeinträchtigung, neurologische 19
– Beeinträchtigung, periphere 19
– Beeinträchtigung, zentrale 18
– beidseitig eingeschränktes 17
– Bewusstseinsschulung 46
– zentrales und peripheres, Überprüfung 21

Gesichtsfeldausfall 18
- Aufklärung 38
- Mischformen 20
- zentraler, Fixationsort 50
Gesichtsfeldverlust, Sehtraining 38
Gesundheitsförderung, Problemlösen 47
Gesundheits-Förderungsprogramm 53
- ADL 52
Gesundheitskompetenz, funktionelle, Förderung 60
Gesundheitsreform 56
Gesundheitswesen, Vergütungssystem 55
Gewohnheiten 15
Glaukom 17, 19
Großdruck 39, 44
- Leseprogramm, häusliches 45
Gruppentraining, Problemlösen 47

H
Haltung, schützende, Begleitung 46
Handlupen 41, 50
- elektronische 42
- Morbus Parkinson 34
Hemianopsie 19
Hilfsmittel
- Anwendung korrekte 59
- Erstattung 48
- Nutzung, Erfolgsquoten 41
Home Environment Lighting Assessment 32
Hörbücher 42, 51
Hypertonie 20

I
IADLs 15
IADLs (Instrumentelle Aktivitäten des täglichen Lebens) 61
Impact of Vision Impairment (IVI) 28, 53
Instrumentelle Aktivitäten des täglichen Lebens (IADLs) 61
Interaktionsfertigkeiten, soziale 15
Intervention, ergotherapeutische 35
- Empfehlungen 59
Interventionsplan 35
- ergotherapeutischer, Komponenten 50
- Mehrkomponenten-Interventionsplan 48
- Re-Evaluation 53
Interventionsprogramm, psychosoziales 53
Interview, halbstrukturiertes 28

K
Katarakt 17, 19
Klientenfaktoren 15, 30
Kommunikation
- Klientenbeobachtung 27
- nonverbale 33
- virtuelle 33
Kommunikationsfertigkeit 29

Komorbidität, Sehverlust 29
Kontext
- kultureller 31
- persönlicher 32
- physischer 32
- sozialer 33
- virtueller 33
- zeitlicher 32
Kontextfaktoren 31
Kontext und Umwelt 15
-, kulturell 15
-, personenbezogen 15
-, physisch 15
-, sozial 15
-, virtuell 15
-, zeitlich 15
Kontrastsensitivität
- reduzierte 44
- Überprüfung 21
Körperfunktionen 15
Körperstrukturen 15
Kostenübernahme, Krankenversicherung 17

L
Landesgesundheitsbehörde, Beratung 55
Lebensmittelkontrolle 43
Lebensqualität
- Assessment-Instrumente 34
- eingeschränkte 29
Lebensstil, zufriedenstellender 35
Lesefenster 45
Lesegeschwindigkeit 29
- Beleuchtung 43
Lesen
- Re-Assessment 53
- Sehrehabilitationsprogramm 52
- Untersuchung 28
Lesetempo 44
Leseverständnis, Untersuchung 30
Lichtmenge, benötigte 43
Lichtquellen 32
Lichtstärke, Messung 54
Linse, Verdickung und Vergilbung 18, 42
Loewenstein Occupational Therapy Cognitive Assessment 31
Low Vision Quality-of-Life Questionnaire 34
Low Vision Writing Assessment 30
Lupen
- elektronische 57
- elektronische, Leseaufgaben 57
- elektronische, Training 50
- nicht-optische 69
- Standlupen 60
Lupenbrillen 41
Lupenschulung 57

M

Makuladegeneration, altersbedingte (AMD)   17
- atrophe und exsudative   18
- beidseitige   22
- Fixationsorte, retinale   39

Medikamente, Lesbarkeit, eingeschränkte   27
Medikamenteneinnahme, Ordnungsstrategie   43
Melbourne Low Vision ADL Index (MLVAI)   27, 53
Mini-Mental State Examination   31
MNRead   28
MNRead Acuity Charts   29
Mobilität
- Begleitungstechnik   51
- Beleuchtung   43
- und Teilhabe   46

Mobilitätseinschränkung, Auswirkungen   45
Montreal Cognitive Assessment   31
Morbus Parkinson   34
Morgan Low Vision Reading Comprehension Assessment (LVRCA)   30
Multimorbidität   34
Multiple Sklerose   20

N

Nachbarschaftsgruppen, Beratung   55
Nachsorge   55
National Eye Institute Visual Function Questionnaire   34

O

Occupational Therapy Practice Framework: Domain und Process (OTPF)   10, 13
Offenwinkelglaukom, primäres   19
Ordnungsstrategie   33, 42, 43
- Mehrkomponenten-Intervention   51

Organisationen, Dienstleistung, ergotherapeutische   55
Orientierungstraining   46

P

PADLs   15
Partizipation   15
Partizipation, soziale, Problemlösestrategie   47
Pepper Skills for Reading Test (VSRT)   28
Pepper Visual Skills for Reading Test (VSRT)   30
Performanzfertigkeiten   15, 29
- Defizite   29
- Interaktion, soziale   15
- motorische/prozessbezogene   15
- Standard-Assessments   29

Performanzmuster   15, 31
Personennahverkehr, öffentlicher   45
Praxis
- ergotherapeutische, Regulierung   64
- evidenzbasierte (EBP)   68
- Schlussfolgerungen   57

Praxisleitlinie
- Evidenz, Fragenkatalog   69
- Gesundheitsversorgung, Qualität   13

Praxisrichtlinien   10
Presbyopsie   18
Problemlösen
- aktives   38
- Partizipation, soziale   47
- Schulung   57

Problemlösestrategie
- aktive   47, 50, 57
- Evidenz   47

Programmgestaltung, gemeindebasierte   55
Prozess, ergotherapeutischer   16
Pupille, kleinere   18

Q

Quadrantenanopsie   19

R

Raumkontraste   32
Rehabilitation
- ICD-9 Diagnosecodes   23
- Modellprogramme, Entwicklung   59
- Sehbeeinträchtigung, Diagnosecodes   22, 23
- Team, multidisziplinäres   48
- Verordnungsphase   22
- Ziele   37

Rehabilitationsprogramm, multidisziplinäres, Evidenz   49, 50, 52
Rehabilitationsteam, Zusammensetzung   59
Reinigungsplan, Ordnungsstrategie   43
Retinopathie, diabetische   17, 20
Reviewfragen, Evidenzlevel   69
Review, systematisches   41, 68, 71
- Suchbegriffe   69

Rituale   15
Rollen   15
Routinen   15
Ruhe und Schlaf   15

S

Scannen, visuelles   38
Schreiben
- Re-Assessment   53
- Strategie, nicht optische   44
- Untersuchung   28, 30

Schrifttypen, Lesbarkeit   44
Schulungsprogramm, ADL- und IDL-Performanz   58
Sehbeeinträchtigung   17
- Diagnosecodes, spezifische   23
- Einzelprogramme, Vergleich   51
- Ko-Morbidität   58
- Nebendiagnose   34
- neurologische, Leitlinien   18
- Rehabilitation   48
- Rehabilitation, Vorlieben   57
- Spezialisten   48, 51

Sehen
- exzentrisches 38, 39, 50
- peripheres 19
- scharfes, Überprüfung 21

Sehfunktion, Untersuchung 30

Sehhilfen
- Erstattung 48
- Nutzung, angemessene 57
- vergrößernde 39, 40, 42
- vergrößernde, Anforderungen 33
- vergrößernde, Effektivität 41

Sehrehabilitationsprogrammen 52

Sehschärfe 17
- herabgesetzte 18
- Messung 29

Sehtechniken, Training, Auswirkungen 39

Sehtraining 38
- exzentrisches 38

Seh- und ADL-Hilfen, kombinierte 52

Sehverlust
- Komorbidität 29
- Kompensation 37
- Kompensationsstrategien 38

Sehverlust, Grad 17

Sehvermögen, Überprüfung 21

Sehverschlechterung, Techniken, kompensatorische 42

Selbstmanagement 47

Selbstmanagementprogramm 52

Selbstständigkeit 31
- Förderung, Interventionen 48
- Ordnungsstrategie 43

Selbstversorgungsitems 27

Sensorikprüfung 31

Skotom 18
- Sehtraining, exzentrisches 39
- zentrales 18

Sozialpolitik 56

Spiel 15

Spiritualität 15

Standlupe 45, 50
- elektronische 42

Status, kognitiver, Erhebung 31

Strategie, nicht optische 44

Studien, wissenschaftliche 37

Studium
- Curriculum, ergotherapeutisches 58

- Setting, gemeindenahes 59

Sturzrisiko
- erhöhtes 35
- Kontrastsehen 44
- Sehverlust 45
- Unordnung 42

T

Team, multidisziplinäres 48, 60

Teilhabe 15

Teilhabe, soziale 47

Teleskop 46

Therapieabbruch, Dokumentation 53

Top-down-Evaluation 27

Training visueller Fertigkeiten 38

Tunnelblick 19

Tür-zu-Tür-Dienstleistung 45

U

Überzeugungen 15

Umwelt
- physische, Assessments 32
- Scan-Techniken 46
- soziale 33
- virtuelle 33

Umweltanpassung 51
- Dokumentation 54

Umweltfaktoren 31

Unordnung, Risiken 42

V

Vergrößerungsgeräte 39
- optische und elektronische, Einsatz 50

Verordnung
- angemessene, Ergotherapie 21
- Engwinkelglaukom 19
- Geräte, optische 41
- medizinisch notwendige und angemessene 23

W

Wahrnehmungsdefizit, visuelles 18

Wahrnehmung, visuelle 30

Werte 15

Wissensvermittlung, Rehabilitationsprozess 37

Glossar

Adaptation (adaptation): Ergotherapeuten ermöglichen Teilhabe, indem sie Aufgaben, Methoden zur Aufgabenbewältigung und die Umwelt verändern, um das Beteiligen an Betätigung zu fördern (James, 2008).

Aktivitäten (activities): Aktionen, entworfen und ausgewählt zur Unterstützung der Entwicklung von Performanzfertigkeiten und Performanzmustern, um das Beteiligen an Betätigung zu fördern.

Aktivitäten des täglichen Lebens (ADLs) (activities of daily living): Aktivitäten, die darauf gerichtet sind, den eigenen Körper zu versorgen (nach Rogers & Holm, 1994). ADLs werden auch als Basis-Aktivitäten des täglichen Lebens (BADLs) und persönliche Aktivitäten des täglichen Lebens (PADLs) bezeichnet. Diese Aktivitäten sind „grundlegend für das Leben in einer sozialen Welt; sie ermöglichen elementares Überleben und Wohlbefinden" (Christiansen & Hammecker, 2001, S. 156)

Aktivitätsanalyse (activity analysis): Analyse der „typischen Anforderungen einer Aktivität, der für die Performanz benötigten Fertigkeiten und der verschiedenen kulturellen Bedeutungen, die ihnen beigemessen werden" (Crepeau, 2003, S. 192).

Aktivitätsanforderungen (activity demands): Aspekte einer Aktivität oder Betätigung, die für die Ausführung benötigt werden, einschließlich Relevanz und Wichtigkeit für den Klienten, der verwendeten Gegenstände und deren Eigenschaften, der räumlichen Anforderungen, sozialen Anforderungen, von Sequenzieren und Timing, benötigter Aktionen und Performanzfertigkeiten und benötigter zugrundeliegender Körperfunktionen und -strukturen.

Arbeit (work): „Körperliche Arbeit oder Anstrengung; Gegenstände machen, konstruieren, herstellen, bilden, gestalten, formen; Dienstleistungen oder Lebens- oder Leitungsprozesse planen, strukturieren oder evaluieren; engagierte Betätigungen, die mit oder ohne Vergütung ausgeführt werden" (Christiansen & Townsend, 2010, S. 423).

Assessments (assessments): „Spezielle Werkzeuge oder Instrumente, die im Evaluationsprozess eingesetzt werden" (American Occupational Therapy Association [AOTA], 2010, S. 107)

Aufgabe (task): Was Menschen tun oder getan haben (z. B. Autofahren, einen Kuchen backen, sich anziehen, das Bett machen; A. Fisher[11]).

Betätigung (occupation): Alltägliche Aktivitäten, an denen sich Menschen beteiligen. Betätigung geschieht im Kontext und wird vom Zusammenspiel zwischen den Klientenfaktoren, Performanzfertigkeiten und Betätigungsmustern beeinflusst. Betätigungen geschehen im Lauf der Zeit; sie haben einen Zweck, Bedeutung und empfundenen Nutzen für den Klienten, und sie können von anderen beobachtet werden (z. B. Mahlzeitzubereitung) oder nur der Person selbst bekannt sein (z. B. Lernen durch Lesen eines Lehrbuchs). Betätigungen können die abschließende Ausführung mehrerer Aktivitäten beinhalten und zu verschiedenen Ergebnissen führen. Das Framework nennt eine Anzahl von Betätigungen, eingeteilt in Aktivitäten des täglichen Lebens, instrumentelle Aktivitäten des täglichen Lebens, Ruhe, Schlaf, Bildung, Arbeit, Spiel, Freizeit und soziale Teilhabe.

Betätigungsanalyse (occupational analysis): Siehe Aktivitätsanalyse.

Betätigungsanforderungen (occupational demands): Siehe Aktivitätsanforderungen.

---
[11] persönliche Mitteilung an die Übersetzerin Barbara Dehnhardt am 16.12.2013

Betätigungsidentität (occupational identity): „Zusammenfassung des Gefühls davon, wer man von der eigenen Betätigungsvorgeschichte her als sich betätigendes Wesen ist und wer man werden möchte" (Boyt Schell et al., 2014a, S. 1238).

Betätigungsgerechtigkeit (occupational justice): „Eine Gerechtigkeit, die Betätigungsrecht für alle Personen in der Gesellschaft anerkennt, unabhängig von Alter, Fähigkeit, Geschlecht, sozialer Klasse oder sonstigen Unterschieden" (Nilsson & Townsend, 2010, S. 58). Zugang zu und Teilhabe an der vollen Bandbreite von bedeutungsvollen und bereichernden Betätigungen für andere, einschließlich Gelegenheit zu sozialer Inklusion und von Ressourcen zur Befriedigung von persönlichen, Gesundheits- und gesellschaftlichen Bedürfnissen (nach Townsend & Wilcock, 2004).

Betätigungsperformanz (occupational performance): Der Akt des Tuns und Ausführens einer ausgewählten Aktion (Performanzfertigkeit), Aktivität oder Betätigung (Fisher, 2009; Fisher & Griswold, 2014, Kielhofner, 2008), der aus der dynamischen Transaktion zwischen Klient, Kontext und Aktivität resultiert. Betätigungsfertigkeiten und -muster zu verbessern oder dazu zu befähigen, führt dazu, sich an Betätigungen oder Aktivitäten zu beteiligen (nach Law et al., 1996, S. 16).

Betätigungsprofil (occupational profile): Zusammenfassung der Betätigungsvorgeschichte, der Erfahrungen, Alltagsmuster, Interessen, Werte und Bedürfnisse eines Klienten.

Beteiligung an Betätigung (engagement in occuption): Ausführung von Betätigungen als Ergebnis von Auswahl, Motivation, und Bedeutung innerhalb von unterstützendem Kontext und unterstützender Umwelt.

Bildung (education):

Als Betätigung: Aktivitäten für Lernen und Teilhaben in der Bildungsumwelt (siehe Tabelle 1).

Als Intervention: Aktivitäten, die Kenntnisse und Informationen zu Betätigung, Gesundheit, Wohlbefinden und Teilhabe umfassen und deren Aneignung durch den Klienten in hilfreichem Verhalten, Gewohnheiten und Alltagsroutinen resultieren, die zur Zeit der Intervention möglicherweise gebraucht werden.

Dienstleistungsmodell (service delivery model): Set von Methoden zum Bereitstellen von Dienstleistungen für oder im Namen von Klienten.

Ergotherapie (occupational therapy): Der therapeutische Einsatz von alltäglichen Aktivitäten (Betätigungen) mit Einzelpersonen oder Gruppen zum Zwecke der Förderung oder Ermöglichung von Teilhabe an Rollen, Gewohnheiten und Routinen zuhause, in der Schule, am Arbeitsplatz, in der Gemeinde oder in anderem Setting. Ergotherapeuten wenden ihre Kenntnisse über die wechselseitigen Beziehungen zwischen der Person, ihrer Beteiligung an wertvollen Betätigungen und dem Kontext an, um betätigungsbasierte Interventionspläne zu erstellen. Diese bahnen Veränderungen oder Entwicklung der Klientenfaktoren (Körperfunktionen, Körperstrukturen, Werte, Überzeugungen und Spiritualität) und Fertigkeiten (motorische, prozessbezogene und soziale Interaktion) an, die für erfolgreiche Teilhabe erforderlich sind. Ergotherapeuten geht es um Partizipation als Endergebnis, sie ermöglichen deshalb Beteiligung durch Adaptation und Modifikation der Umwelt oder von Gegenständen bzw. Objekten innerhalb der Umwelt wenn notwendig. Ergotherapeutische Dienstleistungen werden zu Gesundheitsaufbau und -erhalt (habilitation), Rehabilitation und Förderung von Gesundheit und Wohlbefinden für Klienten mit behinderungsbedingten und nicht-behinderungsbedingtem Bedarf angeboten. Zu diesen Dienstleistungen gehören die Aneignung und der Erhalt der Betätigungsidentität für Menschen, die Krankheit, Verletzung, Störung, Schädigung, Behinderung, Aktivitätseinschränkung oder Eingrenzung der Teilhabe erfahren haben oder die davon bedroht sind (nach AOTA, 2011).

Evaluation (Evaluation): „Prozess des Sammelns und Interpretierens von Daten, die für die Intervention notwendig sind. Dazu gehört das Planen und Dokumentieren des Evaluationsprozesses und der Outcomes" (AOTA, 2011, S. 107).

Freizeit (leisure): „Nicht verpflichtende Aktivität, die intrinsisch motiviert ist und an der man sich in frei verfügbarer Zeit beteiligt, also in der Zeit, die keinen obligatorischen Betätigungen wie Arbeit, Selbstversorgung oder Schlaf dient" (Parham & Fazio, 1997, S. 250).

Fürsprache (advocacy): Bemühungen, Betätigungsgerechtigkeit und Empowerment von Klienten zu fördern, Ressourcen zu suchen und zu finden, damit

Klienten ganz an ihren täglichen Betätigungen teilhaben. Anstrengungen des Ergotherapeuten werden als Fürsprache bezeichnet, und diejenigen des Klienten als Vertreten der eigenen Interessen; diese können auch durch den Ergotherapeuten gefördert und unterstützt werden.

Gegenstandsbereich (Domain): Geltungs- und Gegenstandsbereich des Berufes, in dem seine Mitglieder ein gesammeltes Wissen und Erfahrung haben.

Gemeinsame Vorgehensweise (collaborative approach): Ausrichtung, in der die Ergotherapeutin und der Klient im Geiste von Gleichheit und beiderseitiger Teilhabe arbeiten. Gemeinsames Vorgehen beinhaltet, die Klienten zu ermutigen, ihre therapeutischen Anliegen zu beschreiben, ihre eigenen Ziele zu benennen und zu Entscheidungen zu ihrer therapeutischen Intervention beizutragen (Boyt Schell et al., 2014a).

Gesundheit (health): „Zustand kompletten körperlichen, mentalen und sozialen Wohlbefindens und nicht nur die Abwesenheit von Krankheit oder Gebrechen" (WHO, 2006, S. 1).

Gesundheitsaufbau und -erhalt (habilitation): Gesundheitsdienstleistungen, die Menschen helfen, Fertigkeiten, Funktionen oder Performanz zur Partizipation an Betätigungen und alltäglichen Aktivitäten (ganz oder teilweise) aufrecht zu erhalten, zu erwerben, zu verbessern, deren Abbau möglichst klein zu halten oder eine Schädigung zu kompensieren (AOTA policy staff[12]).

Gesundheitsförderung (health promotion): „Prozess, Menschen zu befähigen, ihre Gesundheit stärker selbst zu steuern und zu verbessern. Um einen Zustand kompletten körperlichen, mentalen und sozialen Wohlbefindens zu erreichen, muss eine Einzelperson oder eine Gruppe fähig sein, das eigene Streben zu erkennen und zu erfassen, Bedürfnisse zu befriedigen und die Umwelt zu verändern oder mit ihr zurecht zu kommen" (WHO, 1986).

Gewohnheiten (habits): „Erworbene Tendenz, in vertrauter Umwelt oder Situation zu reagieren und auf gleichbleibende Weise zu handeln; spezifisches automatisches Verhalten, das wiederholt, relativ automatisch und mit wenig Variation gezeigt wird"

---

[12] persönliche Mitteilung an die Übersetzerin Barbara Dehnhardt, 17.12. 2013

(Boyt Schell et al., 2014a, S. 1234). Gewohnheiten können nützlich, dominierend oder verkümmert sein und Performanz in Betätigungsbereichen entweder unterstützen oder behindern (Dunn, 2000).

Gruppe (group): Ansammlung von Einzelpersonen (z. B. Familienmitglieder, Arbeiter, Studenten, Bürger einer Gemeinde).

Gruppenintervention (group intervention): Praktische Kenntnisse und Einsatz von Führungstechniken in unterschiedlichem Setting, um Lernen und Erwerb von Fertigkeiten zur Partizipation durch Klienten über das gesamte Leben anzubahnen, einschließlich grundlegender sozialer Interaktionsfertigkeiten, Instrumenten zur Selbstregulierung, Zielsetzung und positivem Auswählen durch die Dynamik der Gruppe und durch soziale Interaktion. Gruppen können als Methode der Dienstleistung verwendet werden.

Hoffnung (hope): „Empfundene Fähigkeit, Wege zu finden, um erwünschte Ziele zu erreichen und sich selbst zu motivieren, diese Wege zu gehen" (Rand & Cheavens, 2009, S. 323).

Instrumentelle Aktivitäten des täglichen Lebens (IADLs) (instrumental ADLs): Aktivitäten, die das tägliche Leben zuhause und in der Öffentlichkeit unterstützen und die oft komplexere Interaktionen erfordern als ADLs.

Interessen (interests): „Was man gerne und zufriedenstellend macht" (Kielhofner, 2008, S. 42)

Intervention (intervention): „Gemeinsamer Prozess und praktische Aktionen von Ergotherapeuten und Klienten, um das Beteiligen an Betätigung in Bezug auf die Gesundheit und Partizipation anzubahnen. Eingeschlossen darin sind der Plan, dessen Umsetzung und Überprüfung" (AOTA, 2010, S. 107).

Interventionsansätze (intervention approaches): Spezifische Strategien zur Lenkung des Interventionsprozesses auf der Basis der vom Klienten erwünschten Outcomes, Evaluationsdaten und Evidenz.

Klient (client): Person oder Personen (einschließlich derjenigen, die den Klienten versorgen), Gruppe (Ansammlung von Einzelpersonen, z. B. Familien, Arbeitnehmer, Studenten oder Gemeindemitglieder) oder Populationen (Ansammlung von Gruppen oder Einzelpersonen, die in einer ähnlichen Gegend wohnen,

z. B. Stadt, Land oder Staat, oder die die gleichen oder ähnliche Anliegen haben).

Klientenzentrierte Versorgung/Praxis (client-centered care/practice): Dienstleistungsansatz, der Respekt für die Klienten und Partnerschaft mit ihnen als aktive Teilnehmer am Therapieprozess umfasst. Dieser Ansatz betont das Wissen und die Erfahrung, Stärken, Auswahlvermögen und allgemeine Autonomie der Klienten (Boyt Schell et al., 2014a, S. 1230).

Klientenfaktoren (client factors): Spezielle Fähigkeiten, Merkmale oder Überzeugungen, die der Person innewohnen und Betätigungsperformanz beeinflussen. Zu Klientenfaktoren gehören Werte, Überzeugungen und Spiritualität, Körperfunktionen und Körperstrukturen.

Klinisches Reasoning (Clinical Reasoning): „Prozess, den Ergotherapeuten zum Planen, Ausrichten, Durchführen und Reflektieren über die Klientenversorgung nutzen" (Boyt Schell et al., 2014a, S. 1231). Der Begriff *professionelles Reasoning* wird gelegentlich genutzt und wird als allgemeinerer Begriff angesehen.

Körperfunktionen (body functions): "Physiologische Funktionen von Körpersystemen (einschließlich psychischer Funktionen)" (World Health Organization [WHO], 2010, S. 107).

Körperstrukturen (body structures): „Anatomische Teile des Körpers wie Organe, Gliedmaßen und ihre Komponenten", die Körperfunktionen unterstützen (WHO, 2001, S. 10).

Ko-Betätigung (co-occupation): Betätigung, die zwei oder mehr Personen umfasst (Boyt Schell et al., 2014a, S. 1232).

Kontext (Kontext): Eine Reihe von miteinander verbundenen Gegebenheiten innerhalb des und um den Klienten herum, die Performanz beeinflussen, auch den kulturellen, personenbezogenen, zeitlichen und virtuellen Kontext.

Kultureller Kontext (cultural context): Von der Gesellschaft, deren Teil der Klient ist, akzeptierte Sitten, Überzeugungen, Aktivitätsmuster, Verhaltensstandards und Erwartungen. Der kulturelle Kontext beeinflusst Identität und Aktivitätsauswahl des Klienten.

Lebensqualität (quality of life): Dynamische Bewertung der Lebenszufriedenheit (Wahrnehmung von Fortschritt in Richtung der herausgefundenen Ziele), des Selbstkonzepts (Überzeugungen und Empfinden über sich selbst), von Gesundheit und Funktionsfähigkeit (z. B. Gesundheitsstatus, Selbstversorgungsfähigkeiten) und von sozioökonomischen Faktoren (z. B. Beruf, Bildung, Einkommen; nach Radomski, 1995).

Motorische Fertigkeiten (motor skills): „Fertigkeiten der Betätigungsperformanz, beobachtet wenn die Person sich selbst und Gegenstände der Aufgabe innerhalb der Aufgabenumwelt bewegt oder mit ihnen interagiert" (z. B. motorische ADL-Fertigkeiten, motorische Schulfertigkeiten; Boyt Schell et al., 2014a, S. 1237).

Organisation (organization): Eine Gesamtheit von Einzelpersonen mit einem gemeinsamen Zweck oder Vorhaben wie eine Gesellschaft, Industrie oder Agentur.

Outcome/Ergebnis (outcome): Endergebnis des ergotherapeutischen Prozesses; was Klienten durch ergotherapeutische Intervention erreichen können (siehe Tabelle 9).

Partizipation (participation): „Eingebunden-sein in eine Lebenssituation" (WHO, 2001, S. 10).

Performanzanalyse (analysis of occupational performance): Der Schritt der Evaluation, in dem die positiven Aspekte des Klienten und seine Probleme bzw. seine potentiellen Probleme genauer untersucht werden, und zwar mit Hilfe von Assessment-Instrumenten, die beobachten, messen und nach den Faktoren fragen, die Betätigungsperformanz unterstützen oder behindern und mit denen anvisierte Outcomes herausgefunden werden.

Performanzfertigkeiten (performanceskills): Zielgerichtete Aktionen, die als kleine Einheiten der Ausführung von Beteiligung an alltäglichen Betätigungen beobachtbar sind. Sie werden im Laufe der Zeit erlernt und entwickelt und gehören in bestimmte Kontexte oder Umwelten (Fisher & Griswold, 2014).

Performanzmuster (performance patterns): Gewohnheiten, Routineabläufe, Rollen und Rituale bei Betätigungen oder Aktivitäten; diese Muster können Betätigungsperformanz unterstützen oder behindern.

Person (person): Ein Mensch, auch Familienmitglied, Versorger, Lehrer, Angestellter oder wichtige Bezugsperson.

Personenbezogener Kontext (personal context): „Merkmale eines Menschen, die nicht Teil seines Gesundheitszustandes oder -status sind" (WHO, 2001, S. 17). Zum personenbezogenen Kontext gehören Alter, Geschlecht, sozioökonomischer und Bildungsstatus, er kann auch Gruppenmitgliedschaft (z. B. Ehrenamtlicher, Angestellter) oder einer Populationsmitgliedschaft einschließen (z. B. Gesellschaftsmitglied).

Physische Umwelt (physical environment): Natürliche oder hergestellte Umgebung und die Gegenstände darin. Zur natürlichen Umwelt gehören sowohl geografisches Land, Pflanzen und Tiere als auch sensorische Qualitäten der natürlichen Umgebung. Zur hergestellten Umwelt gehören Gebäude, Möbel, Werkzeuge und Geräte.

Population (population): Ansammlung von Gruppen von Einzelpersonen, die an einem ähnlichen Schauplatz leben (z. B. Stadt, Staat, Land) oder die die gleichen oder ähnliche Merkmale oder Anliegen haben.

Prävention (prevention): Bemühungen zur Schulung über oder Förderung von Gesundheit, die das Entstehen oder Auftreten von ungesunden Bedingungen, Risikofaktoren, Krankheiten oder Verletzungen erkennen, reduzieren oder verhüten sollen (AOTA, 2013b).

Prozess (process): Art und Weise, wie Ergotherapeuten ihr Fachwissen für Klienten als Dienstleistung operationalisieren. Zum ergotherapeutischen Prozess gehören Evaluation, Intervention und anvisierten Outcomes; er geschieht auf dem Gebiet des ergotherapeutischen Gegenstandsbereiches und stützt sich auf die Zusammenarbeit zwischen Ergotherapeutin, Ergotherapie-Assistenten und Klient.

Prozessbezogene Fertigkeiten (process skills): „Fertigkeiten der Betätigungsperformanz (z. B. prozessbezogene ADL-Fertigkeiten, Schul-Prozessfertigkeiten), beobachtet, wenn eine Person 1. Werkzeuge der Aufgabe auswählt, mit ihnen interagiert und sie verwendet; 2. einzelne Aktionen und Schritte ausführt; und 3. die Ausführung modifiziert, wenn sich Probleme ergeben" (Boyt Schell et al., 2014a, S. 1239).

Re-Evaluation (re-evaluation): Erneute Bewertung der Performanz und der Ziele eines Klienten, um die Art und das Ausmaß von stattgefundenen Veränderungen festzustellen.

Rehabilitation (rehabilitation): Rehabilitation wird für Klienten bereitgestellt, die Defizite in Schlüsselbereichen von physischen und anderen Funktionen oder Einschränkungen bei Partizipation an alltäglichen Aktivitäten haben. Interventionen werden erstellt, um zum Erreichen und zum Erhalt einer optimalen physischen, sensorischen, intellektuellen, psychischen und sozialen Funktionsebene zu befähigen. Rehabilitation bietet Instrumente und Techniken, die nötig sind, um die erwünschte Ebene von Selbständigkeit und Selbstbestimmung zu erreichen.

Rituale (rituals): Gruppen von symbolischen Aktionen mit spiritueller, kultureller und sozialer Bedeutung, die zur Identität des Klienten beitragen und seine Werte und Überzeugungen stärken. Rituale haben eine starke affektive Komponente (Fiese, 2007; Fiese et al., 2002, Segal, 2004; siehe Tabelle 4).

Rollen (roles): Sets von Verhalten, die von der Gesellschaft erwartet und von Kultur und Kontext geformt werden; sie können durch den Klienten erweitert und definiert werden.

Routinen (routines): Verhaltensmuster, die beobachtbar und regelmäßig sind, sich wiederholen und den Alltag strukturieren. Sie können befriedigen, fördern oder schädigen. Alltagsabläufe erfordern [nur] kurzen Zeiteinsatz und sind in kulturellen und ökologischen Kontext eingebettet (Fiese, 2007; Segal, 2004).

Soziale Interaktionsfertigkeiten (social interaction skills): „Fertigkeiten der Betätigungsperformanz, beobachtet während des fortlaufenden Stroms von sozialem Austausch" (Boyt Schell et al., 2014a S. 1241).

Soziale Umwelt (social environment): Anwesenheit von, Beziehungen zu und Erwartungen von Personen, Gruppen oder Populationen, mit denen Klienten im Kontakt stehen (z. B. Verfügbarkeit und Erwartungen von wichtigen Menschen wie Ehepartner, Freunde und Betreuer).

Soziale Partizipation/Teilhabe (social participation) : „Das Verflechten von Betätigungen, um erwünschte Beteiligung an Gemeinde- und Familienaktivitäten sowie an solchen mit Freunden und

Bekannten zu unterstützen" (Gillen & Boyt Schell, 2014, 607); eine Untergruppe von Aktivitäten, die soziale Situationen mit anderen beinhalten (Bedell, 2012) und die soziale Wechselbeziehung unterstützen (Magasi & Hammel, 2004). Soziale Teilhabe kann persönlich oder durch Techniken auf die Entfernung wie Telefonanruf, Computerinteraktion oder Videokonferenz stattfinden.

Spiel (play): „Jegliche spontane oder organisierte Aktivität, die Spaß, Unterhaltung, Vergnügen oder Ablenkung bietet" (Parham & Fazio, 1997, S. 525).

Spiritualität (spirituality): „Der Aspekt von Humanität, der sich darauf bezieht, wie Menschen Bedeutung und Zweck suchen und ausdrücken und auf die Art und Weise, wie sie ihre Verbundenheit mit der Gegenwart, mit sich selbst, mit der Natur und mit dem Wesentlichen oder Heiligen erfahren" (Puchalski et al. 2009, S. 887; siehe Tabelle 2).

Transaktion (transaction): Prozess zwischen zwei oder mehr Personen oder Elementen, die sich fortlaufend und wechselseitig durch die fortdauernde Beziehung beeinflussen (Dickie, Cutchin & Humphry, 2006).

Umwelt (environment): Externe physische und soziale Gegebenheiten um den Klienten herum, in denen sich der Alltag des Klienten abspielt.

Unabhängigkeit/Selbstständigkeit (independence): „Selbstgesteuerter Zustand, gekennzeichnet durch die Fähigkeit eines Menschen, an notwendigen und bevorzugten Betätigungen auf befriedigende Weise teilzuhaben, unabhängig von der Menge oder Art externer erwünschter oder notwendiger Hilfe" (AOTA, 2002a, S. 660).

Vorbereitende Methoden und Aufgaben (preparatory methods and tasks): Methoden und Aufgaben, die den Klienten auf Betätigung vorbereiten, eingesetzt entweder als Teil der Behandlung zur Vorbereitung oder gleichzeitig mit Betätigungen und Aktivitäten oder als häusliche Aktivität zur Unterstützung der täglichen Betätigungsperformanz. Oft sind vorbereitende Methoden Interventionen, die an Klienten vorgenommen werden, ohne dass diese aktiv beteiligt sind; dabei werden Modalitäten, Geräte oder Techniken eingesetzt.

Vertreten eigener Interessen (self-advocacy): Die eigenen Interessen vertreten, einschließlich Entscheidungen über das eigene Leben treffen; lernen, Informationen zu besorgen, um Dinge von persönlichem Interesse oder Wichtigkeit zu verstehen; ein unterstützendes Netzwerk aufbauen; eigene Rechte und Pflichten kennen, anderen bei Bedarf Hilfe anbieten und etwas lernen über Selbstbestimmung.

Virtueller Kontext (virtual context): Umwelt, in der die Kommunikation durch Wellen oder Computer stattfindet, in Abwesenheit von physischem Kontakt. Der virtuelle Kontext schließt simulierte, Echtzeit-, oder zeitnahe Umwelten ein wie Chat-Räume, E-Mail, Videokonferenzen oder Radioübertragungen; Fernüberwachung durch drahtlose Sensoren und computergestützte Datenerhebung.

Wechselbeziehung/Interdependenz (interdependence): „Der Verlass der Menschen untereinander als natürliche Folge des Lebens in Gruppen" (Christiansen & Townsend, 2010, S. 419). „Interdependenz erzeugt ein Gefühl von sozialer Inklusion, gegenseitiger Hilfe und moralischem Einstandspflicht und Verantwortung, Unterschiede anzuerkennen und zu unterstützen" (Christiansen & Townsend, 2010, S. 187).

Wellness (wellness): „Wahrnehmung von und Verantwortlichkeit für psychisches und physisches Wohlbefinden, weil dies zur allgemeinen Zufriedenheit mit der eigenen Lebenssituation beiträgt" (Boyt Schell et al., 2014a, S. 1243).

Werte (values): Erworbene, aus der Kultur abgeleitete Überzeugungen und Selbstverpflichtungen, was gut, richtig und wichtig zu tun ist (Kielhofner, 2008); Prinzipien, Standards oder Qualität, die als lohnend oder wünschenswert von dem Klienten angesehen werden, der sie vertritt (Moyers & Dale, 2007).

Wohlbefinden (well-being): Allgemeiner Begriff für den gesamten menschlichen Lebensbereich mit physischen, mentalen und sozialen Aspekten (WHO, 2006, S. 211).

Zeitlicher Kontext (temporal context): Das Zeiterleben, wie es durch Beteiligung an Betätigungen geformt wird. Die zeitlichen Aspekte von Betätigung, die „zum Muster täglicher Betätigungen beitragen", schließen „Rhythmus ... Tempo ... Synchronisation ... Dauer ... und Sequenz" ein (Larson & Zemke, 2003, S. 82; Zemke, 2004, S. 610). Zum zeitlichen Kontext gehören Lebensstadium, Tages- oder Jahreszeit, Dauer und Rhythmus von Aktivität und die Vorgeschichte.

Ziel (goal): Messbares und bedeutungsvolles, betätigungsbasiertes lang- oder kurzfristiges Ziel, unmittelbar bezogen auf die Fähigkeiten und Bedürfnisse des Klienten, sich an erwünschten Betätigungen zu beteiligen (AOTA, 2013a, S. 35).

Literturhinweise zum Glossar

American Occupational Therapy Association. (2002a). Broadening the construct of independence [Position Paper]. *American Journal of Occupational Therapy, 56,* 660. http://dx.doi.org/10.5014/ajot.56.6.660

American Occupational Therapy Association. (2010). Standards of practice for occupational therapy. *American Journal of Occupational Therapy, 64*(Suppl.), S106–S111. http://dx.doi.org/10.5014/ajot.2010.64S106

American Occupational Therapy Association. (2011). *Definition of occupational therapy practice for the AOTA Model Practice Act.* Retrieved from http://www.aota.org/-/media/Corporate/Files/Advocacy/State/Resources/PracticeAct/Model%20Definition%20of%20OT%20Practice%20%20Adopted%2041411.ashx

American Occupational Therapy Association. (2013b). Occupational therapy in the promotion of health and well-being. *American Journal of Occupational Therapy, 67*(Suppl.), S47–S59. http://dx.doi.org/10.5014/ajot.2013.67S47

Bedell, G. M. (2012). Measurement of social participation. In V. Anderson & M. H. Beauchamp (Eds.), *Developmental social neuroscience and childhood brain insult: Theory and practice* (pp. 184–206). New York: Guilford Press.

Boyt Schell, B. A., Gillen, G., & Scaffa, M. (2014a). Glossary. In B. A. Boyt Schell, G. Gillen, & M. Scaffa (Eds.), *Willard and Spackman's occupational therapy* (12th ed., pp. 1229–1243). Philadelphia: Lippincott Williams & Wilkins.

Christiansen, C. H., & Hammecker, C. L. (2001). Self care. In B. R. Bonder & M. B. Wagner (Eds.), *Functional performance in older adults* (pp. 155–175). Philadelphia: F. A. Davis.

Christiansen, C. H., & Townsend, E. A. (2010). *Introduction to occupation: The art and science of living* (2nd ed.). Cranbury, NJ: Pearson Education.

Crepeau, E. (2003). Analyzing occupation and activity: A way of thinking about occupational performance. In E. Crepeau, E. Cohn, & B. A. Boyt Schell (Eds.), *Willard and Spackman's occupational therapy* (10th ed., pp. 189–198). Philadelphia: Lippincott Williams & Wilkins.

Dickie, V., Cutchin, M., & Humphry, R. (2006). Occupation as transactional experience: A critique of individualism in occupational science. *Journal of Occupational Science, 13,* 83–93. http://dx.doi.org/10.1080/14427591.2006.9686573

Dunn, W. (2000). Habit: What's the brain got to do with it? *OTJR: Occupation, Participation and Health, 20*(Suppl. 1), 6S–20S.

Fiese, B. H. (2007). Routines and rituals: Opportunities for participation in family health. *OTJR: Occupation, Participation and Health, 27,* 41S–49S.

Fiese, B. H., Tomcho, T. J., Douglas, M., Josephs, K., Poltrock, S., & Baker, T. (2002). A review of 50 years of research on naturally occurring family routines and rituals: Cause for celebration. *Journal of Family Psychology, 16,* 381–390. http://dx.doi.org/10.1037/0893-3200.16.4.381

Fisher, A. G., & Griswold, L. A. (2014). Performance skills: Implementing performance analyses to evaluate quality of occupational performance. In B. A. Boyt Schell, G. Gillen, & M. Scaffa (Eds.), *Willard and Spackman's occupational therapy* (12th ed., pp. 249–264). Philadelphia: Lippincott Williams & Wilkins.

Gillen, G., & Boyt Schell, B. (2014). Introduction to evaluation, intervention, and outcomes for occupations. In B. A. Boyt Schell, G. Gillen, & M. Scaffa (Eds.), *Willard and Spackman's occupational therapy* (12th ed., pp. 606–609). Philadelphia: Lippincott Williams & Wilkins.

James, A. B. (2008). Restoring the role of independent person. In M. V. Radomski & C. A. Trombly Latham (Eds.), *Occupational therapy for physical dysfunction* (pp. 774–816). Philadelphia: Lippincott Williams & Wilkins.

Kielhofner, G. (2008). *The model of human occupation: Theory and application* (4th ed.). Philadelphia: Lippincott Williams & Wilkins.

Larson, E., & Zemke, R. (2003). Shaping the temporal patterns of our lives: The social coordination of occupation. *Journal of Occupational Science, 10,* 80–89. http://dx.doi.org/10.1080/14427591.2003.9686514

Law, M., Cooper, B., Strong, S., Stewart, D., Rigby, P., & Letts, L. (1996). Person-Environment-Occupation Model: A transactive approach to occupational performance. *Canadian Journal of Occupational Therapy, 63,* 9–23. http://dx.doi.org/10.1177/000841749606300103

Magasi, S., & Hammel, J. (2004). Social support and social network mobilization in African American woman who have experienced strokes. *Disability Studies Quarterly, 24*(4). Retrieved from http://dsq-sds.org/article/view/878/1053

Moyers, P. A., & Dale, L. M. (2007). *The guide to occupational therapy practice* (2nd ed.). Bethesda, MD: AOTA Press.

Parham, L. D., & Fazio, L. S. (Eds.). (1997). *Play in occupational therapy for children.* St. Louis, MO: Mosby.

Puchalski, C., Ferrell, B., Virani, R., Otis-Green, S., Baird, P., Bull, J.,... Sulmasy, D. (2009). Improving the quality of spiritual care as a dimension of palliative care: The report of the Consensus Conference. *Journal of Palliative Medicine, 12,* 885–904. http://dx.doi.org/10.1089/jpm.2009.0142

Radomski, M. V. (1995). There is more to life than putting on your pants. *American Journal of Occupational Therapy, 49,* 487–490. http://dx.doi.org/10.5014/ajot.49.6.487

Segal, R. (2004). Family routines and rituals: A context for occupational therapy interventions. *American Journal of Occupational Therapy, 58,* 499–508. http://dx.doi.org/10.5014/ajot.58.5.499

Townsend, E., & Wilcock, A. A. (2004). Occupational justice and client-centred practice: A dialogue in progress. *Canadian Journal of Occupational Therapy, 71,* 75–87. http://dx.doi.org/10.1177/000841740407100203

World Health Organization. (1986, November 21). *The Ottawa Charter for Health Promotion (First International Conference on Health Promotion, Ottawa).* Retrieved from http://www.who.int/healthpromotion/conferences/previous/ottawa/en/print.html

World Health Organization. (2001). *International classification of functioning, disability and health.* Geneva: Author.

World Health Organization. (2006). *Constitution of the World Health Organization* (45th ed.). Retrieved from http://www.afro.who.int/index.php?option=com_docman&task=doc_download&gid=19&Itemid=2111WHO 2006

Zemke, R. (2004). Time, space, and the kaleidoscopes of occupation (Eleanor Clarke Slagle Lecture). *American Journal of Occupational Therapy, 58,* 608–620. http://dx.doi.org/10.5014/ajot.58.6.608

Herausgeberin und Übersetzerinnen

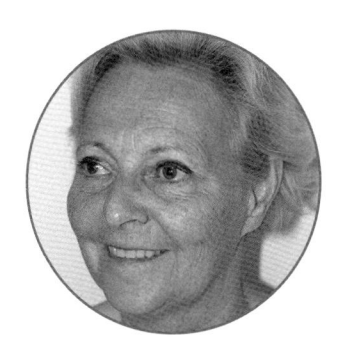

Die internationale Stimme der Ergotherapie – Mieke le Granse ist Herausgeberin der *Leitlinien der Ergotherapie*

Mieke le Granse hat einen Master in Didaktik und den European Master of Science in Occupational Therapy. Nach ihrer beruflichen Tätigkeit als Ergotherapeutin in der Psychiatrie kam sie als Dozentin an die Zuyd Hochschule in Heerlen. Dort war sie von 1999 bis 2017 Koordinatorin der deutschsprachigen Bachelor Studiengänge für deutsche Ergotherapeuten. Im Laufe der Zeit hat sie viel publiziert, national und international. Sie ist Mitherausgeberin und Autorin des niederländischen Buches „Grundlagen der Ergotherapie" und Mitherausgeberin der wissenschaftlichen Zeitschrift „ergoscience", des Weiteren ist sie Reviewerin bei verschiedenen internationalen Zeitschriften der Ergotherapie. Wegen ihres herausragenden Engagements für die Ergotherapie ist sie Ehrenmitglied des deutschen wie auch des niederländischen Verbands der Ergotherapeutinnen. Für die Niederlande ist sie seit 2010 Delegierte des *World Federation of Occupational Therapists (WFOT)* und damit die internationale Stimme der Ergotherapie.

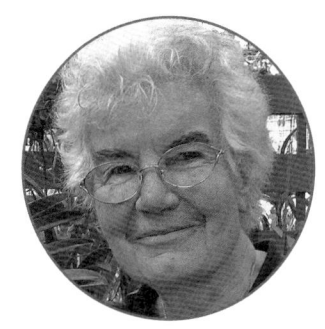

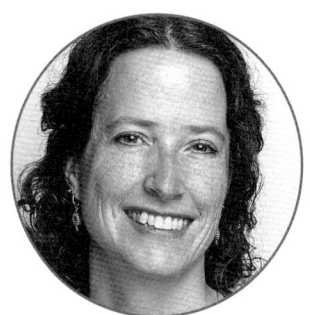

Barbara Dehnhardt, 1986 bis 1986 Delegierte im Weltverband der Ergotherapeuten. 1979 bis 1999 Ausbildungsleitung an der Ergoschule am Annastift Hannover; seitdem Übersetzungen von ergotherapeutischer Fachliteratur (u. a. OTIPM, COPM, MOHO-Assessments, AMPS). Fortbildungen zu klientenzentrierter und betätigungsorientierter Ergotherapie zusammen mit Ellen Romein und teilweise Gaby Kirsch
Kontakt: barbara@bjdehnhardt.de

Uta Roentgen
Seit 2000 Ergotherapeutin (Bc. NL), MSc. Gesundheitswissenschaften, PhD. Maastricht University. Wissenschaftliche Mitarbeiterin der Forschungsgruppe Assistive Technologien (Hilfsmittel und Robotik) und Dozentin des Bachelorstudiengangs Ergotherapie an der Fachhochschule Zuyd in Heerlen, Niederlande.
Kontakt: uta.roentgen@zuyd.nl

Potenziale erhalten und aktivieren – zuhause!

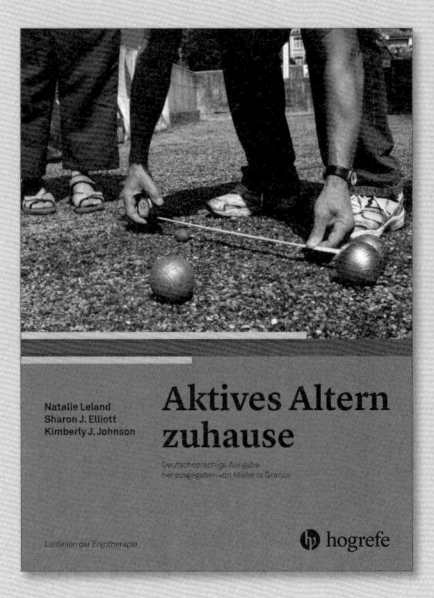

Natalie Leland / Sharon J. Elliott

Aktives Altern zuhause

Deutsche Ausgabe herausgegeben von Mieke le Granse.
Übersetzt von Barbara Dehnhardt.
2018. 176 S., 2 Abb., 20 Tab., Kt
€ 39,95 / CHF 48.50
ISBN 978-3-456-85783-1
Auch als eBook erhältlich

Den Alterungsprozess und seine Folgen gekonnt meistern, an der vertrauten sozialen Umwelt teilhaben und das Leben in den eigenen Händen belassen – das ist der Kern der Konzepte um das „Aktive Altern". Assessments und Interventionen der Ergotherapie fördern die Prävention von Krankheiten und soziale Partizipation von alternden Menschen mit Beeinträchtigungen.

www.hogrefe.com

hogrefe

Für ein aktives Leben mit neurologischer Krankheit

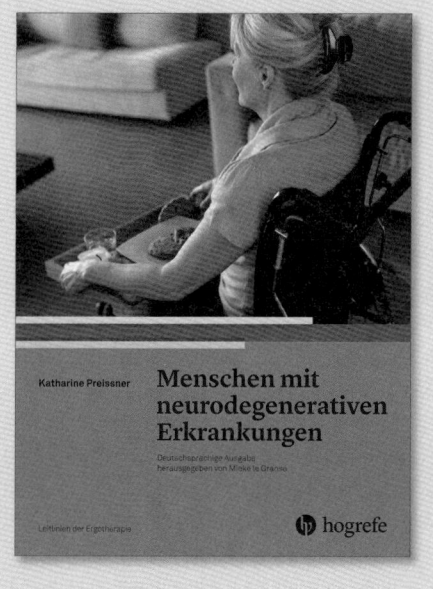

Katharine Preissner

Menschen mit neurodegenerativen Erkrankungen

Deutsche Ausgabe herausgegeben von Mieke le Granse.
Übersetzt von Anja Kirchner / Sabine Brinkmann.
2018. 192 S., 2 Abb., 16 Tab., Kt
€ 39,95 / CHF 48.50
ISBN 978-3-456-85779-4
Auch als eBook erhältlich

Einer von ihnen war Stephen Hawking, ein Genie von explosiver Geisteskraft. Er stemmte sich mit allen Mitteln gegen die Amyotrophe Lateralsklerose (ALS), eine der Erkrankungen im Formenkreis einer neurodegenerativen Erkrankung, und scheute dabei auch nicht das Rampenlicht. Ergotherapie evaluiert die spezifischen Bedürfnisse des Klienten und interveniert, um ein individuelles alltägliches Handeln möglich zu machen.

www.hogrefe.com

hogrefe